AMOR E VÍNCULOS

Dados Internacionais de Catalogação na Publicação (CIP)
(Câmara Brasileira do Livro, SP, Brasil)

Keleman, Stanley
   Amor e vínculos / Stanley Keleman ; | tradução Maya Hantower I. – São
Paulo : Summus, 1996.

   Título original: Love. Bonding.
   ISBN 978-85-323-0595-4

   1. Amor 2. Contratransferência (Psicologia) 3. Psicoterapeuta e
paciente 4. Psicoterapia 5. Transferência (Psicologia) I. Título

96-4725   CDD-152.41

Índices para catálogo sistemático:

1. Amor : Psicologia   152.41
2. Vínculo afetivo : Psicologia 152.41

Compre em lugar de fotocopiar.
Cada real que você dá por um livro recompensa seus autores
e os convida a produzir mais sobre o tema;
incentiva seus editores a encomendar, traduzir e publicar
outras obras sobreo assunto;
e paga aos livreiros por estocar e levar até você livros
para a sua informação e o se entretenimento.
Cada real que você dá pela fotocópia não autorizada de um livro
financia um crime
e ajuda a matar a produção intelectual de seu país.

AMOR E VÍNCULOS

Uma visão somático-emocional

Stanley Keleman

summus
editorial

Dos originais em língua inglesa
LOVE – A somatic view
BOUNDING – A somatic emotional approach to transference
Copyright © 1994-1996 by Stanley Keleman
Direitos desta tradução adquiridos por Summus Editorial

Tradução: **Maya Hantower**
Revisão técnica: **Regina Favre**
Capa: **BVDA/Brasil Verde**

Summus Editorial
Departamento editorial
Rua Itapicuru, 613 – 7º andar
05006-000 – São Paulo – SP
Fone: (11) 3872-3322
http://www.summus.com.br
e-mail: summus@summus.com.br

Atendimento ao consumidor
Summus Editorial
Fone: (11) 3865-9890

Vendas por atacado
Fone: (11) 3873-8638
e-mail: vendas@summus.com.br

Impresso no Brasil

SUMÁRIO

Apresentação 7

AMOR

Introdução	9
O começo do amor	13
Os estágios do amor	16
Amor e tipos constitucionais	27
Distorções da forma	36
Casos clínicos	55
Lars	58
Hannah	60
Rebecca	63
Max	65
Dar e receber: uma história de amor somática contínua	73

VÍNCULOS

Introdução	77
Primeira conferência	79
Conexão e distância: o significado do vínculo	79
O objetivo do vínculo: criar, manter ou desorganizar a forma	81

Vínculo: um processo somático 82
Vínculo: um processo cíclico de mover-se para o mundo
    e de volta para si 83
Segunda conferência 85
Vínculo: um fenômeno normal 85
Visão terapêutica 86
Pulsação: a base do vínculo 87
Quatro níveis de vínculo 92
Vínculo e reorganização 97
Suzie: um estudo de caso sobre querer e querer ser querida 99
Roger: um estudo de caso de impulsividade 103
Terceira conferência 108
Visão geral do modelo pulsatório 109
Pulsação como modelo da situação terapêutica 111
Como se criam os limites 113
Asserção e resposta 113
Interação terapêutica como vínculo pulsatório 116
Os quatro movimentos e suas distorções 120
Auto-expansão, autocolhimento e suas distorções 124
O vínculo dos quatro tipos 128
Quarta conferência 130
Desfazendo o vínculo 130
Os Cinco Passos: somatizando o vínculo 132
O emergência de sentimentos não-resolvidos 134
Aplicações práticas e metodologia 135
Ann: Vincular-se como uma jovem ou como uma criança? 141
Betty e Greg: um estudo de caso de sedução e rejeição 147
Bob e Cy: um estudo de caso de vínculo entre homens 153
Quinta conferência 159
O vínculo como sistema 162
Padrões de ação: o ingrediente-chave 163
Espelhamento somático 165
O vínculo de amar e ser amado 166
Pós-escrito 168

AMOR E VÍNCULOS: ASSIM CAMINHA A HUMANIDADE

Depois de Darwin, o mundo não foi mais o mesmo.

Os corpos, em sua ontogênese como em sua filogênese, passam a ser compreendidos como a articulação de um conjunto de formas selecionadas para se articular com ambientes.

Corpos e ambientes se constituem simultaneamente e a vida prossegue por meio de traços, estratégias, formas, comportamentos que dizem respeito aos modos de se ligar aos diferentes ambientes físicos e afetivos.

Keleman, como alguns neodarwinistas da segunda metade do nosso século, formula sua visão própria de uma realidade em construção da perspectiva do corpo, das relações, das emoções, da imaginação, da sexualidade, em que o amor e os vínculos são concebidos como a força que facilita ou dificulta a continuidade do processo formativo do sujeito.

Amor e Vínculos é um livro de clínica, recheado de casos e supervisões de casos, descrições precisas dos processos somático-emocionais que ocorrem dentro desta relação artificial que é o dispositivo clínico, ou, como Keleman insiste em dizer, uma relação de ajuda do mais organizado ao menos organizado — uma cartografia para que o terapeuta navegue com mais segurança pelas vicissitudes da formatividade nos seus encontros clínicos.

Vejamos, então, algumas peças desse *puzzle*:

Processo formativo — numa perspectiva evolutiva, afirma que nós humanos estamos num processo contínuo de maturar e formar um *self* somático de um modo pessoal.

O arquétipo do adulto — somos concebidos como adultos e é o nosso adulto inato que está buscando organizar sua realidade na concepção, na meia-idade, na velhice.

Estágios de desenvolvimento — o que está se formando, que tipos de vínculos estão se estabelecendo para assegurar o processo formativo.

Tipos constitucionais — o que recebemos de maneira inata — em que linha seletiva de corpos nos situamos no processo mais amplo da evolução do soma humano.

Tipos somáticos — que distorções de forma e correspondentes modos de pensar, sentir, vincular-se, amar, criamos por meio da distorção pulsatória de nosso soma pessoal para dar conta das intensidades impossíveis de assimilar de certas experiências, ao longo de nosso processo formativo pessoal.

Transferência — alguém (*some-body*), constituído por essas camadas de realidade somática, apresenta-se no encontro terapêutico, em busca de ajuda para dar prosseguimento a seu processo formativo que está colocado em risco pelos sofrimentos de sua própria forma atual.

Contratransferência — de dentro de seu processo formativo, o terapeuta, alguém mais formado, com mais autonomia na maneira de estar e vincular-se, o acolhe. Sempre ao seu modo, ao seu estilo, de dentro de seu processo ontogenético.

Esses dois conceitos originalmente inventados por Freud, sem dúvida, são totalmente darwinistas, na medida em que falam do ontogenia das posições de dois interlocutores.

Clínica — um nicho onde prossegue um processo ontogenético, formativo, para ambos, terapeuta e paciente.

Os Cinco Passos — como a formatividade se dá, como podemos nos apropriar do método da natureza para dar continuidade ao seu processo de construir corpos, como podemos aplicá-lo artificialmente sobre nossa vida e ajudar que os outros o apliquem sobre suas vidas e sermos co-autores da nossa vida, juntamente com a natureza, ou propiciadores de condições para que os outros o sejam em relação às suas vidas.

A linguagem — descritiva, de quem faz uma etologia humana, não mais a linguagem dos *porquês* mas dos *comos*.

Em *Amor e Vínculos*, Keleman insiste, mais uma vez, pragmático, que a chave de tudo está em como *usamos* a nós mesmos e na aprendizagem do manejo de como as vísceras e o sistema nervoso *usam* os músculos para criar nossa presença no mundo. E mais uma vez nos convida a nadar no oceano formativo da vida.

Regina Favre
novembro de 96

AMOR

INTRODUÇÃO

Este livro começou com uma série de palestras para psicólogos sobre o tema das distorções do amor do ponto de vista somático. De acordo com a minha perspectiva somática, as aflições humanas emocionais e psicológicas surgem de uma base somático-emocional, que é evolutiva por princípio — e não estritamente social ou parental na sua origem.

Fomos levados a crer que os nossos problemas repousam no passado, na nossa infância ou nas forças sociais. Há algumas pessoas que culpam obsessivamente suas relações passadas e outras causas pelos seus problemas. Quando tentam consertar os problemas emocionais através do *insight*, da catarse ou de outros métodos, elas podem vir a se conhecer psicologicamente, mas são incapazes de reorganizar seu comportamento emocional. As abordagens psicológicas por si só não podem fornecer a chave para o processo orgânico da auto-identidade e da auto-organização.

Às vezes, esquecemos que as pessoas em busca de ajuda psicológica para suas crises são adultos, com problemas adultos que requerem soluções adultas, que, por sua vez, diferem de acordo com a estrutura e capacidade da pessoa para funcionar. Somos concebidos como adultos e é o adulto inato que está tentando organizar a sua realidade — no momento da concepção, na meia idade e na morte. Charles Darwin disse que a embriogênese recapitula estruturas anteriores plenamente desenvolvidas, ou seja, o ancestral é um adulto. Ele também disse que o organismo muda de forma para enfrentar desafios. O processo da vida está interessado numa realidade adulta.

Nossas respostas às situações com que deparamos formam nosso adulto pessoal. As pessoas se estruturam, em maior ou menor grau, de acordo com o modo como usam a si mesmas ou como foram usadas, e alguns aspectos — a realidade cognitiva, por exemplo — podem estar mais formados do que outros.

9

A psicologia formativa, baseada numa perspectiva evolutiva, afirma que, como seres humanos, estamos num processo em andamento, formando continuamente um *self* somático de um modo pessoal. Esta abordagem formativa torna possível olhar para nossos problemas a partir de um padrão de resposta sempre presente. Quando experienciamos o modo como organizamos nosso comportamento — como praticamos estar presentes, agradar, cooperar, amar — nossos problemas no amor adquirem clareza.

A fundação da identidade e da satisfação evolui a partir dos nossos padrões herdados de auto-organização. Aprendemos a respeito do nosso estilo de estar no mundo, o modo como damos e recebemos, à medida que nos familiarizamos com nossas respostas somático-emocionais. Nosso modo de existir não é totalmente predeterminado; há antes um processo primário de organização, um estilo inato de usar a nós mesmos. Este processo tem um papel importante nas dificuldades e êxitos de nossa vida.

As pessoas têm uma motilidade celular excitatória inata, uma resposta somático-emocional aos estímulos. Elas também têm a capacidade de moldar respostas como comportamento pessoal adequado. Por meio deste processo de organização, corporificamos a experiência e a administramos de uma maneira específica.

A intimidade tem como base o compartilhar da excitação interna. A partir deste impulso interior de excitação, o cérebro forma vínculos em múltiplos níveis, um projeto que requer permanência e uma ação duradoura. Este impulso de excitação é o fundamento para formar um amor subjetivo e pessoal. O processo de corporificação das nossas experiências internas organiza a continuidade e confere significado emocional a nós e aos outros. É um padrão que tem a ver com ser capaz de dar e receber.

O amor é experienciado em muitos níveis. No nível instintivo, nós o experienciamos como uma fusão líquida de cola celular, um afluxo hormonal que nos dá um vínculo tissular e uma ressonância com outra pessoa. Nós o reconhecemos fisicamente estando corpo a corpo, como uma pertinência, um destino, um encaixe constitucional. Se tivermos sorte, poderemos amar nos mundos do instintivo, do inato, do condicionado, do social e do pessoal. E seremos capazes de nos mover de um mundo para outro.

O amor inclui paixão, vitalidade do desejo e padrões de intimidade. Os adultos aprofundam a sua excitação, seu desejo e seus sentimentos moldando-os como intimidade ou relacionamentos. As manifestações do desejo e do altruísmo estão profundamente enraizadas na vida celular e anseiam por aprofundar nossas experiências pessoais de amor.

O amor, neste livro, se refere aos três aspectos da nossa realidade somática:

1. **Tipos constitucionais.** Os padrões genéticos se combinam num número ilimitado de modos e fundam o temperamento. Há uma disposição herdada que contribui para o modo como nos relacionamos com os outros.

2. **Estágios do amor.** Padrões herdados formam um *self* pessoal durante as quatro fases do amor: cuidar, importar-se, compartilhar e cooperar.

10

3. Padrões de amor. Cada pessoa tem um padrão de amor específico, uma fonte de referência primária, baseada na sua história afetiva passada. Nosso estilo somático está sempre operando. Os valores sociais e familiares nos estimulam ou nos obstruem. Eles podem mascarar nossos padrões somáticos, mas não podem obliterar os padrões constitucionais básicos que facilitam ou negam nosso modo específico de amar. Todos crescemos e vivemos numa realidade adulta que é ora antagônica, ora amigável. O amor é um processo articulado ao impulso para a vida. Este impulso para a vida estimula a criação de vínculos emocionais. Na nossa família, aprendemos ou não o que é o amor. A partir de um complexo de ações, de cuidar e importar-se, de compartilhamento e companheirismo, as respostas instintivas se moldam em sentimento pessoal. Nossos padrões de amor são o resultado de diferentes tipos somáticos de amor e os mal-entendidos sobre nossa herança somática. Este livro fala da relação entre enganos sobre nossos padrões somático-emocionais e os estágios do amor.

O COMEÇO DO AMOR

O amor é uma verdade corporificada, uma realidade somática. O amor é, na maioria das vezes, descrito antes de maneira idealizada e filosófica do que experiencial. Muitos pensam no amor como um estado a ser alcançado, ou uma idéia a partir da qual agir, um conjunto de preceitos por meio dos quais alguém julga a si mesmo ou aos outros. A perspectiva somática identifica o amor com o processo do *self* vivo corporificado.

Quando os padrões inatos de afeição não são bem usados, a capacidade dos adultos para formar relações satisfatórias se altera. Neste livro, eu descrevo quatro estágios de afeição que se transformam em amor — e suas distorções. Essas distorções também se relacionam ao processo clínico e sugerem um rumo de intervenção terapêutica.

Aprendemos o amor na família, nas interações entre as crianças e os adultos que as criam. Uma distorção do amor diz respeito ao modo como as crianças são tocadas e carregadas, como suas necessidades são atentidas, como e o quê lhes é dado, e as expressões do amor que elas experienciaram, ou não conseguiram experienciar com seus pais. Esses atos de dar e receber afetam a estrutura somática e o adulto emergente. Distorções em qualquer um dos quatro estágios do desenvolvimento influenciam nossa forma somática e os modos pelos quais tentamos dar e receber amor como adultos. O nosso arquétipo constitucional — o corpo que recebemos ao nascer — está articulado com estes estágios. Nossa constituição nos predispõe a expressar o amor de maneiras próprias.

As pessoas têm pouca compreensão somática sobre o amor. O que elas têm, na verdade, é uma história familiar do amor — o modo como foram amadas por sua família — e, afora isso, visões abstratas tiradas de jornais, novelas, televisão e filmes, imagens sobre o modo como outras pessoas amam ou como deveriam experienciar o amor. Essa visão do amor também emerge

13

de modelos sociais psicológicos e da teoria política. Entretanto, tudo isto está fora da nossa experiência imediata sobre o modo como usamos a nós mesmos.

Se alguém vê o amor como um processo de desenvolvimento, parece que aprendemos a amar quando crianças: o modo como fomos amados e o modo como fomos ensinados a amar é o modo como amamos. Mas esse modelo é causal e reducionista. Operando com base nesta suposição, um terapeuta explora a infância e a história familiar do cliente para ver onde começaram as distorções do amor. "Minha mãe me amava assim, mas não fez assado." Esse modelo possui um mecanismo interno em que alguém, a mãe ou o pai, é a causa de alguma coisa, a incapacidade de amar do cliente. Isto se torna um perigo. "Sou deste modo por causa desta série de eventos." Começa a parecer que o cliente poderia amar melhor agora se apenas tivesse sido mais amado naquela época. No entanto, como crianças, os clientes eram mais do que agentes passivos; eles tinham respostas singulares para as situações nas quais se encontravam. Estas respostas são o seu destino. Uma característica do trabalho clínico é ajudar os clientes a reconhecer seus padrões de resposta e reorganizá-los.

Nas famílias, a história de amor central ocorre entre adultos; as crianças são uma parte disto. Papai ama mamãe, mamãe ama papai, ambos amam seu filho e seu filho os ama. Este amor experienciado, ou sua negação, é o que as crianças buscam emular como adultos. "Quero amar uma mulher como meu pai amou minha mãe", ou "Não quero ser como meu pai, de jeito nenhum". O viés ocorre, com freqüência, quando os adultos procuram ser amados como o eram quando crianças. A pergunta terapêutica central é que problemas as pessoas têm em amar e não como elas foram amadas.

Os estilos de amar das pessoas estão relacionados ao seu tipo corporal, seu modo inato de fazer as coisas. Há três principais tipos corporais: o endomórfico, o mesomórfico e o ectomórfico. Por exemplo, os mesomórficos, que são bastante musculosos, necessitam agir para mostrar o seu amor. Os endomórficos, gente visceral, tentam incorporar os outros e torná-los uma parte de si. (Há mais a respeito desse assunto no capítulo "Amor e tipos constitucionais.") O modelo constitucional descreve o modo como os adultos cuidam dos adultos e representa uma gestalt que não depende do que acontece apenas entre a mãe e o pai; é algo inato.

Uma pessoa que vai à terapia como adulto quer amar como adulto e isso tem a ver com o modo como ele ou ela usa a si mesmo(a) e com o que pensa ser o amor. Nossa forma somática influencia os modos como tentamos dar e receber amor como adultos. Nosso tipo constitucional, o corpo que recebemos ao nascer, nos predispõe a expressar o amor de modos particulares. Os clientes não desejam amar como adultos tentando reparar as deficiências da infância; tampouco querem ter sua maneira adulta de amar reduzida a um fracasso do desenvolvimento na infância, causado por outra pessoa.

O amor, do modo como é descrito neste livro, vai além da atração sexual, das representações e idéias. O amor está enraizado na biologia, no nosso sangue. É um estado tissular complexo que inclui a configuração de certos pro-

14

cessos corporais e metabólicos — calor, formigamento, pulsação, anseio. Esses diferentes estados de tecidos estão associados com desejos e sentimentos — estar implantado, estar apegado, estar separado, estar conectado. Na verdade, eles criam uma história.

Essas experiências dos tecidos não são abstrações, pensamentos ou concepções desencarnadas, mas se referem à qualidade e quantidade de conteúdo celular e pulsação dos órgãos, à sensação ou os sentimentos que vêm de nossas células. As distorções do amor têm a ver, portanto, com estados somáticos corporificados. A estrutura celular dos tecidos, os estados de musculatura esquelética e as sensações de órgãos são endurecidos ou suavizados, sub ou superexcitados relativamente a como tentamos amar e fomos amados no passado.

Esses padrões organísmicos de ação, com os sentimentos e imagens a eles associados, são o modo como cada um se relaciona com o mundo e consigo mesmo. A mente não controla o corpo. Na verdade o *self* somático espelha o que ele experienciou como história de intimidade e proximidade com os outros. Usando o próprio processo de organização e inibição do *self*, podemos identificar distorções do amor como padrões somáticos, desorganizá-los e reorganizá-los, e dar corpo externamente a uma maneira diferente de incorporar o amor.

OS ESTÁGIOS DO AMOR

No processo de se tornarem adultas, as crianças passam por certas fases do amor. Elas precisam organizar os sentimentos e o *self* organísmico associados a essas fases. Os estágios do amor são: *ser cuidado, ser objeto de interesse, compartilhar-se com* e *ser cooperativo.* No nível mais simples, o organismo precisa se sentir cuidado. Para a criança, isso significa simplesmente estar suficientemente perto da fonte de nutrição para garantir a continuidade do processo de crescimento. Esse estágio não requer necessariamente um aprofundamento da interação pessoal, mas alguém disponível para prover alimento e calor.

O nível seguinte é mais profundo. Os pais se importam com suas crianças e com o modo como elas se adaptarão a uma situação comunitária mais abrangente. Na vida de certos mamíferos, os jovens tornam-se autônomos tão logo atingem um determinado tamanho. Outros organismos precisam se engajar em certas práticas sociais antes que a independência possa ocorrer. Ser objeto de interesse cria um sentimento de pertença, o sentimento de que se é parte de uma comunidade de corpos.

As duas atividades — ser cuidado e ser objeto de interesse — criam um vínculo ou relação, que gera certos tipos de sentimentos comportamentais. São atividades e sentimentos muito importantes, e formam estados corporais daquilo que se chama amor, isto é, fazer parte de, estar conectado a. Não é uma questão de receber um direito. As crianças não agem como se tivessem direito à mãe, elas agem como se fossem parte da mãe. Nos estágios posteriores desse processo evolutivo de amor, pode emergir um conflito que desafie esses sentimentos primeiros de pertença.

Compartilhar é o terceiro nível. Quando o organismo vai do estar apegado ao querer compartilhar, surge um outro tipo de relação. Nos tempos mais primitivos e em certas culturas, as crianças pertenciam aos seus pais. Os pais tinham o poder de vida ou de morte sobre sua descendência até que ela atingisse uma certa idade e, depois, as crianças recebiam permissão para partir. A relação era de servidão ou propriedade mas, se fosse uma boa relação, a criança estaria sendo preparada para se tornar um indivíduo separado. Ela era acompanhada por um adulto e aprendia sobre companheirismo. Esta atividade de separação e proximidade cria outros tipos de sentimentos — de pertença, de sentir que alguém está com você independentemente da distância.

Nesse terceiro estágio, forma-se um relacionamento entre os organismos movimentando-se um com o outro, coordenados um com o outro. Isso gera o sentimento de estar acompanhado. Quando um animal ensina outro mais jovem a caçar, o mais jovem acompanha o mais velho no rastreamento, na matança e na alimentação. O membro mais jovem está sendo acompanhado.

O quarto estágio é chamado estágio cooperativo ou comunitário, momento em que as pessoas se comprometem com algo maior do que elas. Alguns exemplos são as famílias, as equipes de trabalho, a guerra e os projetos científicos ou artísticos. Essas atividades intensificam os sentimentos a partir dos quais se forma um corpo cooperativo. A cooperação é diferente do acompanhamento. Ela inclui acompanhar, mas forma outra entidade. Nesse quarto estágio, todos têm um papel a desempenhar, que requer um esforço sustentado de envolvimento a longo prazo.

Esses quatro estágios geram a atividade e os sentimentos que chamamos de amor. Eles têm a ver com cuidar e alimentar, com ser carregado e aprender a andar, crescer e com que lhes mostrem as coisas, e com ser parte de algo e não ter de estar sozinho. Os estágios formam um vínculo e geram sentimentos de pertença.

Há uma relação entre o modo como fomos tocados, carregados e acariciados na infância e o modo como usamos a nós mesmos com os outros atualmente. Essas atividades geram sentimentos, imagens ou idéias; são organizações de ações e gestos, baseados no modo como o amor foi experienciado e correspondido somaticamente.

De acordo com o pensamento somático, duas pessoas compartilham uma realidade corporal comum. Estão ligadas, porém separadas desde o começo. Outra teoria psicológica afirma que a mãe e a criança fundem-se no útero; mais tarde, a mãe e a criança tornam-se codependentes e, mais tarde ainda, sua conexão se rompe. Segundo essa visão, a codependência se torna uma doença, cuja cura ocorre somente quando as duas se separam.

Do ponto de vista somático, o embrião e a mãe estão investidos, desde o princípio, na mesma realidade: o futuro adulto. Outros modelos de desenvolvimento dizem que a criança está interessada na mãe porque sua sobrevivência está em jogo, ou que a mãe se interessa pela criança porque a existência da criança faz emergir seu instinto materno. Ou que a mãe é transmissora da cultura e também é responsável pelo desenvolvimento da criança, no seu estágio inicial. Esses modelos não falam sobre investimento no futuro, um futuro prometido à criança pelo código genético: a idade adulta. Os estágios do amor

— cuidar, importar-se, compartilhar e cooperar — têm como propósito a formação de um adulto. A mãe e a criança formam uma realidade adulta para dar continuidade ao organismo humano. O programa da natureza, que é formar um *self* independente, pode ser mal aplicado. Quando isso acontece, ocorre uma distorção do amor. Fundamentalmente, uma distorção do amor implica responder às necessidades imediatas da criança em desenvolvimento, de modo tal que o funcionamento da criança como adulto seja prejudicado. Podem ocorrer distorções do amor quando os pais estão interessados nas crianças como objetos de sua afeição, quando vivem através de seus filhos ou os usam segundo seus próprios interesses. O processo formativo envolve dois ou mais indivíduos investidos numa terceira entidade. Por exemplo, duas pessoas formam um casamento, em que o todo é uma entidade maior do que as duas pessoas. As partes constituem o todo, mas o todo é maior do que as partes. Quando as crianças se sentem traídas, não é a sua infância que foi traída, é a sua condição adulta.

No seu sentido mais simples, condição adulta significa organizar um *self* somático crescido, experiente, formado, capaz de participar comunitariamente do tecido do organismo social, aprendendo, trabalhando e maturando. Adultos maduros são aquelas pessoas capazes de organizar e sustentar uma estrutura que garanta a continuidade da estrutura maior, cuidando da vida das crianças no seu movimento em direção à condição adulta. A condição adulta forma um corpo de vida que inclui aqueles que precisam cuidar e aqueles de quem é preciso cuidar — os jovens, os doentes e os idosos.

Cuidado e companheirismo

Nos primeiros dois estágios, cuidar e importar-se, a criança quer e precisa de um cuidador. Essa é a relação formativa. Os pais são os cuidadores da criança à medida que ela cresce. Nos estágios posteriores, compartilhar e cooperar, a criança não quer um cuidador, mas um companheiro. No começo, as crianças precisam de alguém para estar aí para elas, e esse é o significado dos estágios de cuidar e importar-se. Estar *com* a criança é o significado dos estágios de compartilhar e cooperar.

Quando jovens adultos terminam o 2º grau, precisam tomar uma decisão quanto a se irão trabalhar, prestar o serviço militar ou ir para a faculdade. Os pais não podem fazer essa escolha por seus filhos, embora muitos deles tentem. Com 18 anos, as pessoas jovens têm corpos adultos e não são mais adolescentes. Os pais podem acompanhar jovens adultos nas suas decisões, mas não podem fazer escolhas por eles.

Os jovens vão à escola e têm a sua própria relação com ela. Os pais também têm uma relação com a escola. Os pais compartilham com as crianças e as crianças com os pais o modo como estão aprendendo a aprender. No primeiro estágio, cuidar, os pais são o mundo total para as crianças. Mas, num período posterior, a escola substitui os pais. O cuidado e o companheirismo também são parte do triângulo mãe-filho-futuro. Uma mãe investe uma energia tremenda durante o primeiro estágio da criança: "Estou interessada no bem-estar do meu filho. Estou interessada no seu futuro. Estou interessada em que meu filho se torne um adulto e, especificamente, na singularidade do meu filho." A criança também está interessada na sua mãe, em quem ela é, no seu bem-estar e, especificamente, na sua relação com ela. A criança também está interessada na sua relação futura com a mãe.

A criança tem ainda um interesse subjacente em crescer, isto é, no seu futuro. Nos dois primeiros estágios, a energia é investida em "Quem vai cuidar de mim?" e "Quais são meus interesses imediatos?", e menos energia com relação ao futuro. À medida que uma criança cresce, desenvolve a linguagem e aprende a manejar a realidade, seu interesse pelo amanhã e pela condição adulta cresce. Há uma mudança no interesse, isto é, na energia e na excitação, com relação ao objetivo maior do futuro adulto. Os pais saem da condição de serem cuidadores para serem companheiros. A questão-chave é a quantidade de energia investida na situação, e se essa energia está dirigida para um interesse imediato ou para um interesse a longo prazo.

Cuidar

Cada estágio do amor apresenta necessidades diferentes e tarefas do desenvolvimento a que os pais devem atender e que a criança deve dominar. É a natureza do atendimento dos pais à criança e da criança aos pais que estabelece distorções do amor, rupturas na forma e na formação somática e, eventualmente, no seu funcionamento adulto. Cada estágio pode produzir um tipo diferente de distorção. Fundamentalmente, uma distorção tem como base o contraste entre o que deveria estar acontecendo no plano ideal em cada estágio e o que está acontecendo de fato. A forma somática da criança é afetada pela natureza da distorção.

Cuidar é mais do que prover as necessidades materiais básicas de comida e abrigo. É algo que tem a ver com respostas de sentimentos corporificados, calor, contato, proteção, todas as coisas que acontecem nos dois ou três primeiros anos de vida. Quando isso está presente, as crianças sentem que o seu crescimento terá continuidade, que fazem parte, que alguém está olhando por elas.

O desenvolvimento bem-sucedido do estágio de cuidar requer pais com um sentido suficiente de si mesmo para dar às crianças algo contra o que se expandir. Por exemplo, se uma mãe tem limites fracos, se está desinteressada pelos seus filhos ou os usa para satisfazer suas próprias necessidades, eles podem acabar tendo uma estrutura somática fraca. (Para uma revisão das diferentes estruturas, veja *Anatomia Emocional*, Summus, 1992). Nessa situação, a mãe quer que as crianças sejam íntimas dela, mas ela não quer ser íntima das crianças. Ela quer que as crianças lhe dêem força, e não o contrário. Uma mãe com pouca forma não pode atender às crianças; ela tem a expectativa de que as crianças sempre a atendam.

Porque o próprio corpo da mãe é subformado ou fraco, as crianças não obtêm respostas que lhes digam quem elas são no mundo ou o que é o mundo. Os pais fracos ou ausentes não são um espelho para as crianças; portanto, elas experienciam pouca reação a suas solicitações. Pouca auto-identidade caminha junto com a falta de contato. Em outros casos, as mães usam seus filhos e sua vitalidade para preencher sua própria falta de calor; elas os absorvem. As crianças não são introjetadas, mas mantidas à proximidade.

Às vezes, uma mãe muito dependente produz uma estrutura fraca. Sua própria necessidade de aprovação e sua solicitação de que os outros ajam por ela são mais importantes do que sua capacidade de agir por eles. Ela não tem um forte sentido corporal de si mesma e busca suporte para sua própria vida.

Também há mães melhor desenvolvidas, mas que ainda não são capazes de estar presentes para uma determinada criança. Por exemplo, ela pode ter tido muitos filhos, um após o outro ou sofrer de depressão pós-parto. Em vez de dar algo à criança, solicita que seu filho preencha seu próprio vazio.

É fundamental que as crianças tenham uma mãe ou um pai que se interessem por elas. Na situação fraca, os pais projetam seus próprios interesses na criança. "Não posso ser forte, determinado, doador, mas espero que meu filho me preencha essas qualidades." "Já que eu nunca realizei nada no mundo, meu filho o fará e eu terei orgulho dele." "Sou um ninguém, ele tem de ser alguém." Um padrão oposto a esse seria: "Não sou ninguém, portanto não posso permitir que ele seja alguém." Outro padrão é: "Você será tudo por mim, tudo o que eu não fui."

Tais afirmações surgem de adultos fracos como esses, que querem ser cuidados eles mesmos e querem que seus filhos se interessem por eles e os tratem como pessoas especiais; ou querem que seus filhos ajam no mundo de acordo com suas ambições; ou necessitem de apego, então nunca permitem que a criança seja independente. A sua vivência de fraqueza mantém a criança apegada.

Um outro exemplo desse problema é quando pais rígidos produzem uma criança fraca; pelo seu domínio, eles a esmagam. Eles criticam ou solicitam que seu filho não os desafie. De modo similar, pais esquivos podem produzir uma criança fraca por sua indisponibilidade para a criança ou sua qualidade eruptiva, que desencoraja a criança.

Pessoas que acabam por ter estruturas fracas têm dificuldade para funcionar como adultos, porque só se sentem competentes quando alguém está interessado nelas. Elas deixam os outros inundá-los. Sua afirmação é: "Quero que os outros sejam meus íntimos, mas nunca posso ser íntimo deles." Nessas pessoas, o tecido corporal é colapsado, poroso, subdesenvolvido e pouco coordenado. Elas se enrijecem para produzir algum tipo de estrutura. A rigidez e o endurecimento compensam a fraqueza.

Um fracasso* no estágio do cuidar não é necessariamente um fracasso em prover necessidades materiais. É antes uma mensagem que foi enviada: "As coisas serão feitas nos meus termos e não nos seus." As crianças têm de se adaptar ao mundo dos pais e não os pais se adaptarem ao mundo das crianças. As crianças podem ser amamentadas, suas fraldas trocadas, serem providas de coisas materiais, mas elas recebem essas coisas nos termos dos adultos.

Na distorção que produz fraqueza, há muito pouco cuidado com a criança, ou um cuidado muito excessivo, ou a criança que se torna a cuidadora dos pais. A questão diz respeito ao modo como uma criança se desenvolve, para ser dependente, independente ou codependente.

Importar-se

À medida que as crianças crescem e as necessidades de cuidado imediato diminuem, o seu sentido crescente de autodomínio pede: "Olhe para mim", "Veja o que eu fiz." Os pais se focam na singularidade da criança e nas suas qualidades especiais, interessando-se no que se formará e que tipo de relacionamento desenvolverão.

Se as crianças forem superprotegidas e tratadas como muito especiais, se tudo for feito para elas, se não aprenderem como fazer as coisas independentemente, sua própria capacidade de desempenho diminuirá. Em vez de aprender a agir por elas mesmas, começarão a ver que os pais existem unicamente para satisfazer às suas necessidades.

Uma distorção no estágio de importar-se é a criança superprotegida ou mimada, a criança que se torna especial demais. Outro caso de distorção são os pais que não querem que a criança faça muitas solicitações. A independência da criança é encorajada por uma necessidade prematura dos pais de se livrarem das solicitações da criança. A criança pode ser forçada a uma independência prematura para servir às necessidades dos pais.

Quando uma criança é superprotegida ou desafiada a ser independente cedo demais, pode resultar a distorção chamada estrutura inchada. A excitação inflamada é resultado do excesso de interesse pela criança — o fenômeno "deixe que eu faço para você" — ou desinteresse demais — "você tem de fazer sozinho." A criança não tem a oportunidade de desenvolver o seu modo singular de fazer as coisas.

A invasão da excitação parental pode fazer as crianças se sentirem especiais. Nessa situação, os pais vivem através das ações dos outros. As crianças

---

*Breakdown.

podem receber uma infusão e uma invasão do interesse adulto, em vez do seu próprio interesse. Quando uma pessoa com uma estrutura inchada tem outros fazendo as coisas para ela, sente-se importante e especial. Mas sua potência deriva da exploração dos outros. A pessoa inchada se acha com todos os direitos, mas sem a capacidade de agir por si mesma. Os pais não criam um adulto, mas uma versão especial deles mesmos. A pessoa inchada começa sendo "O menininho da mamãe" ou "a menininha do papai."

Compartilhar

Compartilhar, o terceiro estágio do amor, envolve um desejo de revelar os próprios estados internos de sentimento e percepção. Esse compartilhar estabelece uma intimidade que organiza um estágio para a criança formar uma realidade a partir do seu ambiente subjetivo ou interno.

Há um mundo subjetivo, bem como um mundo objetivo. A criança diz ao pai algo a respeito do seu estado interno e a expectativa é de que o pai responda a isso. A criança diz: "Aprendi isto, senti isto, experienciei isto", e solicita uma resposta. Se ninguém escutar, se disserem à criança que a sua experiência não é real, ou se ela for somente corrigida e lhe disserem o que fazer, sua experiência interna estará invalidada e a intimidade não permitida. Essas são as condições que fazem surgir a distorção conhecida como estrutura densa.

Compartilhar é um tipo de intimidade em que os pais se tornam sensíveis às experiências interiores da criança e deixam que ela se torne ciente das respostas dos pais. Essa intimidade é um catalisador para organizar um *self* interior pessoal corporificado pelas respostas dos outros. É ser recebido e atendido de modo personalizado.

É a natureza do diálogo que cria o compartilhamento e a intimidade. Em algumas famílias, a criança deve escutar e compartilhar as experiências subjetivas dos pais, mas recebe pouca resposta quando compartilha seus sentimentos ou estados interiores. Dizem-lhe que o que pensa, sente ou experiencia não tem importância. O diálogo vai numa única direção. A criança ouve os pais, é corrigida por eles e eles lhe dizem como é que vai ser. Há um monólogo, não um diálogo. A regra é: "Você deve se submeter." Isso apequena a criança e cria uma bola de fogo interior, uma explosão, porque o modo próprio de ser da criança é ignorado ou humilhado. Por exemplo: uma criança tem uma discussão ou uma briga com um amigo e se sente magoada e raivosa. Ela traz esses sentimentos aos seus pais e espera uma resposta. Ela não deseja ser ignorada ou ouvir que seus sentimentos não são importantes. Se os pais responderem com interesse, a criança terá a oportunidade de explorar o que está sentindo e dominar esses estados internos. Se não derem ouvidos à crian-

22

ça, se a ridicularizarem, mandarem-na para o seu quarto ou só lhe derem conselhos a criança se sentirá desconsiderada, invalidada, e começará a pensar: "Por quê?", e uma vivência de derrota se cria. O que quer que faça não é bom o suficiente. Uma criança a quem não não se responde começa a guardar seus sentimentos e não compartilhá-los. Ela se retrai até a sua excitação se tornar explosiva. Ela antecipa a rejeição ou a humilhação.

Cooperação

No estágio da cooperação, uma criança quer se tornar parte da família, compartilhar de uma entidade maior que ela mesma e contribuir para isso. As crianças são criaturas cooperativas porque suas vidas estão em jogo. Elas tentam acomodar primeiro seus pais, depois seus colegas. Mesmo que se rebelem para fazer do seu próprio jeito, elas têm um substrato de cooperação.

Cooperação é fazer coisas junto em torno de algo maior do que as pessoas que o estão realizando. No estágio cooperativo, a criança está desejando sustentar um padrão de longo prazo, diferentemente de outros estágios, em que os padrões de comportamento são mais imediatos.

O estágio de cooperação é mais orientado para a família do que dual, entre mãe e filho. É uma comunidade. Envolve interação familiar. Embora um membro da família fale com a criança de modo dual, ele sempre se refere à posição da criança num contexto coletivo maior, e no contexto do efeito do coletivo sobre ele.

Uma distorção nesse estágio diz respeito a uma família excessivamente regulamentada, que tenta forçar a cooperação por meio de um conjunto de regras que se aplica a todos, que funciona através da "maneira certa de fazer coisas". Os sentimentos ternos da criança se tornam cindidos, compartimentalizados e indesejáveis. Uma família não cooperativa ou rígida não permite que a criança participe de sua organização. Em vez disso, impõe-se às crianças o que devem dar e o que receberão em troca. Na família rígida, as regras são preto no branco. A cooperação é reduzida à manutenção das regras. A lógica da família rígida é: "Somos todos separados, somos conectados pelo isolamento e a *performance*, faça tudo por si mesmo." Numa família rígida, a criança pode ter pensamentos pessoais, mas sempre há um modo preestabelecido de regras rígidas. A experiência da criança tem de se encaixar em categorias. A cooperação vira obediência e estereótipo. A criança ouve que seu comportamento é para o "bem comum", mas o seu modo natural de cooperar é minado e ela acaba se sentindo traída.

Quando uma criança é recompensada por respeitar as regras, sua generosidade diminui. A sensação de doação da criança é capturada por um sistema de contabilidade: "Isto é o que eu tenho de dar e isto é o que eu tenho o direito de pegar." "Você pode pegar isto se pagar aquilo." O jovem ser não é tratado como um adulto emergente, mas como alguém que é relegado ao segundo lugar automaticamente. A regra é: "Os adultos sabem mais". O processo pessoal de decisão do jovem jamais tem a oportunidade de se formar. Quando o desempenho é sempre medido, premiado ou punido, o resultado é um conflito interorganísmico. O padrão corporal de tomar, receber e suavizar entra em conflito com um padrão corporal de tentar agarrar ou pendurar-se. O compartilhar e o buscar entram em conflito com o não querer ser íntimo e se retrair. Diferentes padrões de ação muscular-emocional se tornam conflitivos. Há uma confusão entre o pensamento e o sentimento e a criança se cinde ou se dilacera em duas direções diferentes.

Uma família cooperativa é um organismo vivo, não uma instituição rígida, feita de dogmas e regras imutáveis e inflexíveis. Na família rígida, no entanto, o amor não se afeta pelo sentimentalismo. Amar significa ser leal, não afetivo. A criança ganha amor antes cumprindo regras do que simplesmente sendo formativa.

As regras rígidas alteram o estágio cooperativo porque distorcem a formação de limites. Não existe forma livre, mas regras para como ter contato e distância. Uma criança humilhada no seu desempenho faz um movimento para dentro para conter suas partes não desenvolvidas e se torna uma estrutura densa. Uma criança que recebe a permissão de agir, mas apenas dentro de um conjunto estrito de regras, acaba se tornando uma estrutura rígida. Ela faz um esforço máximo de cooperação para realizar algo do modo certo, para provar que tem valor.

A família rígida pode produzir diversas reações: a criança pode permanecer presa na família, sem individualidade, pode romper totalmente com ela ou se distanciar dos outros membros.

Aspectos somáticos dos estágios do amor

Como o corpo é usado em cada um desses quatro estágios? No estágio do cuidar, a criança não está formada e os pais deveriam ser relativamente mais formados do que ela. A criança depende dos adultos para obter comida, calor e contato. Os padrões corporais são o desamparado e o que ampara.

Nos estágios do cuidar e do importar-se, os pais emprestam seus corpos à criança. Mas, à medida que a criança domina seus próprios gestos e movimentos, ela precisa cada vez menos dessa ajuda. No estágio do compartilhar, a criança apresenta suas próprias ações, sentimentos e experiências como um padrão somático e espera uma resposta receptiva. No estágio cooperativo, os pais investem em facilitar e formar o futuro adulto da criança. Nesse estágio, cada pessoa ensina à outra algo a respeito de uma entidade fora delas. Elas também ensinam uma à outra algo a respeito de como aprenderam a usar seus corpos.

As distorções do amor são realmente distorções do modo como o *self* somático cresce, usa a si mesmo e forma seu destino básico no mundo. Algumas famílias só educam a criança para ser parte de um sistema econômico. Outras querem usar a criança para acompanhá-las, compensá-las de suas limitações sociais ou realizar suas ambições. A criança é explorada para uso dos pais.

As distorções do amor têm a ver com todas as relações amorosas e com cada aspecto da vida, embora nós o descrevamos como a relação criança-adulto. Os estágios se aplicam a todos as imagens, impulsos, percepções, *insights*, contatos e relacionamentos amorosos.

O amor é um processo que cresce e continua até a morte, mas o que muda é a proporção dos estágios. Todos esses estágios prosseguem o tempo todo, mas a distorção está em no fato de que uma pessoa busca algo de um estágio anterior.

Implicações terapêuticas dos quatro estágios do amor

Esses mesmos estágios existem no processo terapêutico de ajudar os outros. De que lugar quem ajuda, intervém no cliente? Numa dada situação, um ajudador* deveria cuidar, importar-se, compartilhar ou ser cooperativo com um cliente?

A terapia é ajudar os clientes a se formarem com relação aos outros e a si mesmos. No começo, o ajudador está à disposição do cliente. Juntos, eles estão comprometidos em fazer crescer os comportamentos mais adultos e diminuir comportamentos neuróticos. Nos primeiros estágios, a terapia é similar ao cuidar e importar-se. Os clientes estão aprendendo os instrumentos para ser mais adultos e o ajudador está no lugar do cuidador. Quando os clientes adquirem os instrumentos para trabalhar com os seus problemas, eles então discutem a situação com o ajudador. Mas são agora os clientes que têm de agir como adultos nessas situações, e é papel do ajudador ser um companheiro dos clientes, à medida que formam o seu adulto maduro e reorganizam-se às dificuldades na vida.

Todos os clientes não têm de passar necessariamente por um desses estágios com um terapeuta. O ajudador é o cuidador de seu cliente até que eles

---

Helper: profissões de ajuda.

Decidimos manter a palavra "ajudador" por ser uma referência às profissões de ajuda, num conceito mais abrangente do que a especialidade "psi".

adquiram os instrumentos para fazer uma ordem e uma forma. O ajudador compartilha com o cliente de sua realidade adulta, mas não insiste em que o cliente a aceite. Nesse meio tempo, os clientes estão compartilhando sua realidade com o ajudador e, juntos, eles formam um adulto que está se tornando mais adulto.

Um aspecto do esforço terapêutico diz respeito a como estar separado e estar junto. Todos os sentimentos nesse processo são sentimentos de amor. O modo como os ajudadores usam a si mesmos organiza sentimentos de cuidar, estar preocupado ou interessado por, compartilhar e ser companheiro de alguém, num esforço conjunto.

AMOR E TIPOS CONSTITUCIONAIS

Segundo William Sheldon, pioneiro da tipologia constitucional, cada pessoa recebe mais de um corpo. Ela nasce com uma disposição constitucional, que Sheldon liga às camadas embriológicas. Ele identificou três camadas embriológicas: a *camada superficial*, constituída de pele e nervos; a *camada visceral*, constituída dos órgãos internos; e o *tecido conjuntivo*, constituído de músculos, ossos e coração.

Cada camada dá origem a determinados órgãos. A camada visceral dá origem ao sistema digestivo, respiratório e determinados agrupamentos hormonais. O tecido conjuntivo, o sistema do movimento volitivo, tem a ver com músculos, ossos e funcionamento do cérebro posterior e intermediário. O sistema sensório tem a ver com o estado de alerta, a observação e um tipo específico de movimento, que pode ser ligado ao sistema nervoso periférico.

Sheldon fez a ligação entre a predominância desses sistemas de órgãos e certos tipos corporais e temperamentos. Ele chamou ectomórficas as pessoas com membros longos, cabeça pequena e compacta, torso curto e pescoço comprido. Sua disposição é reativa, nervosa e atenta. Elas fazem contato esporadicamente, lançando-se para dentro e para fora de si. O funcionamento mental e a impressão sensorial dominam suas vísceras. Como tipo, sua estratégia de sobrevivência tem por base sua grande superfície sensória e uma distribuição neural mais prolífica do que os outros tipos. Os ectomórficos têm uma área de superfície maior, através da qual recebem o mundo.

Os endomórficos são viscerais, seus órgãos digestivos criam um volume visceral, em vez da área de superfície sensória dos ectomórficos. Eles são capazes de viver de modo mais eficiente que os ectomórficos durante a estiagem ou o frio prolongado. Os endomórficos têm forma de pêra, o peito grande e a pelve também. Têm humores, extroversões calorosas, tendendo à depressão e à mania.

Os mesomórficos, pessoas quadradas com braços e pernas curtos, possuem uma tendência poderosa para a ação. São pessoas ativas, com peito grande, coração grande e ossos grandes também. São entusiastas, otimistas, combativos e guerreiros.

Essas são três constituições inatas. Embora não exista o tipo puro, todos nasceram com uma predisposição para algum desses tipos. Cada um de nós tem uma certa predisposição somática, saibamos ou não. Esses tipos existem não somente como imagem mental, mas como impulso fundamental de estar no mundo de um modo particular. A maioria de nós, no entanto, não reconhece seu *self* básico corporificado.

Uma conversação triangular acontece em cada pessoa num nível fundamental: devo perceber e colher informações sobre o mundo, esperar para digeri-las ou começar a agir imediatamente? Devo permanecer reservado e não me revelar, dizer a verdade ou medir forças? Resolvo um problema pela atividade, pela absorção ou pela paciência?

Corporificação é um reconhecimento da herança constitucional e de como ela é sustentada ou negada no mundo, como uma maneira de estar aqui, de se reconhecer a si mesmo.

A morfologia é uma herança que não muda: a mudança ocorre no modo como ela se organiza e se forma. Um endomórfico não pode se igualar à maneira ectomórfica de lançar-se para dentro e para fora das situações, ocupando o espaço dos outros o tempo suficiente para pegar o que é preciso. Há o solista, ou tipo constitucional, e há o coro.

O tipo constitucional descreve o modo como uma pessoa está presente, como assimila a experiência, as reações dos outros e as partes que permaneceram escondidas e menos desenvolvidas. Ele abrange os mistérios de uma vida em particular e a forma de um diálogo interno. Traz a pergunta: "O que significa ser eu mesmo?" O tipo constitucional diz muito sobre as pessoas, o modo como foram amadas e suas tentativas de amar, dar e receber.

A mistura constitucional tem algo a ver com a geração da excitação e os órgãos que a sustentam — intestinos e abdômen, coração e pulmões, a pele, os membros e os sentidos. A excitação pode vir dos sentidos, que são despertados pelo mundo exterior, pode surgir da alegria e do amor ao movimento ou emergir de um profundo calor interior e de uma empatia para com os outros.

O tipo constitucional determina os tipos de prazer, satisfação e contato formados por dois seres humanos. Não há dúvida de que um endomórfico adora sentir a vitalidade e a qualidade compacta de um mesomórfico; em contrapartida, uma estrutura endomórfica pode ensinar ternura e suavidade a um mesomórfico rígido. Os endomórficos corporificam a experiência à medida que contêm suas vísceras: as coisas entram, se reúnem, são revolvidas e contidas. Os mesomórficos corporificam sendo ativos, pondo as mãos na massa, sendo parte das coisas. Os ectomórficos corporificam sendo silenciosos, sensores sensíveis, ficando alerta.

O tipo constitucional e a dinâmica da forma e da estrutura fornecem uma imagem emocional dos seres humanos. Eles montam o enquadramento dos diálogos internos básicos e a linguagem da pulsação entre as bolsas visceral, torácica e craniana. Eles também exercem influência sobre as distorções do rígido, do denso, do inchado e do fraco (discutidas no capítulo Distorções da Forma) como respostas básicas ao *stress* e ao desafio. O tipo constitucional é um aspecto do diálogo, e mostra algo a respeito das respostas naturais ao *stress*. Por exemplo, uma pessoa responderá ao *stress* atacando, outra colapsando e hibernando, e uma terceira ficando alerta e atenta.

Mesomórficos

Os mesomórficos, gente ativa e aventureira na sua forma pura, estão sempre à procura de um sonho. Uma vez que não têm sonho próprio, sua pergunta é: "A quem vou servir, e como?" Eles querem estar a serviço de um sonho, mas não ser seu escravo, já que têm medo de perder sua independência. Portanto, os mesomórficos deparam com um paradoxo interessante: são confrontadores e polarizadores que também querem servir.

O tipo constitucional fornece o pano de fundo do nosso pensamento, embora possamos não nos aperceber disso. Os mesomórficos, por exemplo, descrevem suas interações com as outras pessoas em termos de poder e conflito. É ganhar, perder ou recuar. Os endomórficos, por outro lado, percebem as interações como relacionamentos mutantes, não como ganho ou perda. A mensagem da camada mesomórfica é se tornar alguém por meio do desempenho e da ação. Eles ficam, portanto, frustrados com a ausência de resposta às suas ações. Organizados para a ação como o são e não para a receptividade, os tipos mesomórficos não gostam de deixar que os outros se aproximem deles, mas preferem aproximar-se dos outros.

Sob *stress*, um mesomórfico pode ser distante e furtivo, como um ectomórfico. Os mesomórficos, ou qualquer um dos tipos constitucionais, podem ser orientados pela sua função inferior: o aspecto menor da herança constitucional pode realmente conduzir o barco. O psicólogo Alfred Adler disse que a função do órgão inferior domina a atenção de uma pessoa e serve como base para o seu impulso para o poder.

Os mesomórficos funcionam ousando e desafiando. Às vezes eles pedem "Socorro!", e negam, só para desqualificar uma autoridade e desdizem o que disseram. Eles precisam sempre de alguém contra quem lutar e se rebelar. Eles precisam de um diálogo assimétrico, para pôr a sua presença à prova, mas eles também podem temer isso. Essa agressão, essa excitação e esse medo estão freqüentemente ausentes na família delas. Uma criança mesomórfica diz aos pais: "Se eu me rebelar contra você, você vai me rejeitar? Se eu ganhar, você vai me rejeitar?" "Se eu for maior que você, o que fará?" Quando não há uma presença forte para se contrapor a ela, a criança cria o mito do guerreiro fracassado. Essa luta continua no mundo exterior, construindo uma vida, chegando na frente, e assim por diante. No meio da vida, a necessidade de dar provas do próprio *self* para o mundo exterior decresce.

Fracasso não é o tema dos guerreiros, o tema é eles se entregarem ao combate. Se perderem para um adversário melhor, não sentirão vergonha. No entanto, se evitarem a batalha, se tornarão guerreiros fracassados. Sigmund Freud mudou a noção de guerreiro no mundo ocidental: a guerra é interna, entre sua própria natureza e a sociedade introjetada.

A guerra e a vitória são verdadeiros em relação ao seu tipo constitucional. Não têm nada a ver com o mundo externo, exceto que o mundo externo é a arena na qual se aceitam ou se repelem os desafios que tornam isso possível. Os homens e as mulheres de verdade sabem onde está o combate, se certificam de estar lutando o bom combate e não de estar se arriscando no combate de outra pessoa.

Os mesomórficos podem ser simpáticos e empáticos, mas, com freqüência, lhes falta suavidade e compaixão. Quando vinculados a um aspecto ectomórfico forte, podem se tornar severos, intolerantes, críticos e sentenciosos, o que gera uma distância e mantém os outros à margem. Eles podem mandar uma dupla mensagem: "posso fazer sozinho" contra "temo o fracasso", "eu cuido, mas não tenho coração mole." Este jogo de proximidades e distâncias é a marca do mesomórfico.

Ectomórficos

Os ectomórficos são alerta, atentos, cautelosos, sensíveis, tímidos e furtivos. Eles querem atenção, mas com freqüência se sentem inundados quando do têm demasiado contato com os outros. Seu dilema é como ter contato e ir embora sem ofender; se preocupam com a objeção dos outros à sua partida. Ou então, se outra pessoa realmente os satisfaz, isso pode ser demais para eles, já que absorvem aos poucos, ou não conseguem reconhecer quando já tiveram o bastante. O seu aparato sensório, que nunca pára de sentir, pode receber estímulos em excesso. Os ectomórficos, para serem completos, precisam olhar para suas vísceras.

Os ectomórficos se alimentam por meio dos sentidos. Eles sentem a vitalidade nos olhos, no nariz, na boca e nos membros. Porque têm um trato digestivo pequeno e mais superfície neural, os ectomórficos com freqüência não assimilam o que entra e, portanto, não satisfazem. Informação é seu alimento, mas isso não os preenche.

A estrutura ectomórfica, na sua maior parte, está voltada para fora, para o mundo; o seu tipo corporal é quase todo superfície. Não sentem suas próprias vísceras e, via de regra, não são muito musculosos. Conseqüentemente, eles se sentem menos corporificados.

Os tipos ectomórficos tendem a ser coletores de informação e alerta e ativos sensorialmente. Eles exploram a atividade cerebral. Embora outros tipos possam ser igualmente inteligentes, o sistema escolar tende a recompensar não apenas a resposta "certa", mas a velocidade com a qual é emitida. Assim, os tipos ectomórficos são recompensados com maior freqüência pelo sistema educacional do que os outros tipos.

A filosofia pós-moderna postula a pessoa cosmopolita, que não possui ou precisa de uma história. Essa idéia não é assustadora para um ectomórfico nômade. Os ectomórficos não precisam de conexão com os outros, uma vez que são produtores auto-suficientes de imagens e não se apóiam no suporte da comunidade ou na experiência emocional da tradição.

Geralmente, os ectomórficos têm uma forma constitucional mais fraca do que os outros tipos, e estão mais próximos de serem não-formados. Não se colocam muito à disposição dos outros, embora dêem a impressão de que sim. Eles se submetem e se sacrificam, mas não têm manejo sobre isso. As estruturas ectomórficas têm a experiência do padrão do seu retraimento e dificuldade para desorganizá-lo quando ele vem à tona.

Os ectomórficos são impulsivos, mesmo se autodisciplinados, e estão sujeitos a comportamentos explosivos. Muito embora sejam solitários, têm paixão pelo contato físico. Porque podem perder a si mesmos numa situação, recuam para conservar o seu sentido de identidade. Amor significa: "Eu sinto sua presença, sei quem é você". A questão-chave é que eles reconhecem que são descorporificados; na presença do outro, sempre correm o risco de serem inundados.

A restrição ectomórfica originou-se nos períodos de *stress* do ambiente, tais como as secas ou as pragas. A estratégia da restrição conduz à sobrevivência e, assim, se torna uma característica transmitida. A função ectomórfica de restrição é um mecanismo de sobrevivência constitucional, que tem aprovação social; a restrição de si mesmo se torna um poder em si.

Abordar e criticar é o sistema ectomórfico de contato. Eles são "corretores". Fazem muita discriminação sensorial: bom, não bom, não perfeito, perfeito. Diferenciam dois estados e, depois, fazem um julgamento moral. A desaprovação é uma ferramenta agressiva poderosa, entretanto pode ser um verdadeiro mestre para um ectomórfico, desde que não seja demasiadamente severo ou punitivo consigo mesmo ou com os outros.

Os ectomórficos são catadores e colecionadores de impressões. A independência é vital para eles. São rápidos para responder, atentos aos outros, mas não são necessariamente corporais. Amor significa distanciamento e transmissão de experiência sem exigências. Paradoxalmente, são bastante intuitivos quanto à natureza humana, mas são mais simpáticos do que empáticos.

Endomórficos

Os endomórficos são sociáveis, pacientes e bons cuidadores. Eles têm uma presença muito forte. Um tipo endomórfico pode suportar longos períodos de inatividade física. Eles encontram prazer na presença de outros e em lugares onde há muita atividade.

Por natureza, os endomórficos expressam a necessidade de serem amados convidando os outros a entrar e não por meio da ação. Amor é a necessidade de se sentir querido ou conectado. Um mesomórfico diz: "Você sabe que eu te amo pelo que faço por você". Um endomórfico diz: "Você sabe que eu te amo pelo fato de estar com você. Minha presença com você é um ato de amor. Eu te recebo".

Os principais valores endomórficos são a compaixão, a empatia, a reunião e a assimilação. No entanto, no mundo de hoje, de modo geral, a realidade dos intestinos e a sua companheira, a intuição, têm de ser ocultos. Essa realidade não tem lugar.

Os endomórficos respondem lentamente, exceto às nuanças emocionais. Sua presença de ação lenta mas dominante agita os mesomórficos e antagoniza com os ectomórficos, que não querem ser trazidos para dentro. O que é uma excitação do apetite no endomórfico é o frenesi excitatório ectomórfico — e a urgência de ação no mesomórfico.

A tarefa mais dura para um homem é se submeter à sua própria natureza endomórfica. É mais fácil em casa ou na natureza, mas no mundo é difícil. Os homens têm problemas, porque a realidade tem um papel tão grande na mística do macho que eles precisam esconder seus atos de amor e compaixão.

Os endomórficos gostam de cuidar dos outros. Eles buscam intimidade e prazer sexual, mas podem se tornar invasivos e exigir ser servidos pelos outros. Quando não há ninguém para cuidar deles, os endomórficos se sentem amargos e traídos. Tendem à excitação sem forma e inflada, sem limites, incorporadora.

Tipo constitucional e expressão emocional

Os tipos constitucionais meso, ecto e endo têm um código interno que os impulsiona para uma certa direção de vida. Muitos problemas de vida podem ocorrer por causa da inadequação constitucional, e não por causa da privação parental. Falando de modo geral, os tipos constitucionais dos pais se refletem nos seus filhos. Certas crianças, seja como for, aprendem a funcionar como o tipo constitucional de seus pais, mesmo quando não têm essa característica. Uma criança pode funcionar como um ectomórfico mesmo não sendo um ectomórfico. O fator de definição não é o tipo de corpo dos pais, mas a demanda comportamental famíliar.

Ao pensar em termos de tipos constitucionais, evita-se estereótipos comuns, como a idéia de que os homens são assertivos (mesomórficos) e as mulheres receptivas (endomórficas). O crescimento da família moderna no Ocidente estava assentado na autoridade masculina, nos ideais do guerreiro, um homem mesomórfico. A mãe era colocada numa função endomórfica, fornecendo empatia, harmonia e sentido de coletividade. Conseqüentemente, os meninos negaram seu funcionamento ectomórfico e endomórfico, de ser atencioso ou cuidadoso, e as meninas negaram sua força e inteligência. Hoje em dia, essa atitude passa por transformações, mas ainda resta muita confusão.

Os endo experienciam o tempo como algo cíclico, sem fronteiras. Os meso o experienciam na seqüência da ação; ele é linear. Para os ecto, o tempo é um instantâneo da realidade, um desfile de imagens passando.

O tipo constitucional determina o ritmo e a intensidade da excitação. Os ectomórficos geram um tipo específico de excitação, depois recorrem aos outros para regulá-la. Os mesomórficos gostam de agir e isto abastece seu sistema metabólico; o perigo está em descarregá-lo rápido demais. Os endomórficos cozinham as coisas lentamente, mas precisam se assegurar de que sua camada meso contenha a excitação.

O espírito do amor está nos tipos constitucionais. A base da auto-referência provém das imagens orgânicas e de todo o campo da vitalidade. Por exemplo, os mesomórficos são cheios de espírito de aventura. Eles buscam o amor como aprovação e resposta às suas ações. A inatividade, as respostas lentas e a falta de atenção os descompensa. Os endomórficos têm a expectativa de serem amados sendo cuidados. Eles buscam intimidade e não ação. Os ectomórficos buscam amor compartilhando seus interesses com os outros. Não pedem intimidade nem proximidade. Os mesomórficos amam resolver conflitos por uma ação dominadora, e suas expressões rápidas, poderosas, desafiam o endomórfico lento, e o ectomórfico não confrontador.

O tipo constitucional afeta, em grande extensão, o modo como o amor se expressa e recebe resposta. Por exemplo, os mesomórficos expressam o amor por atos físicos de energia muscular e entusiasmo. Eles emprestam seus corpos, dão suas experiências e partilham suas ações. Às vezes, os outros experienciam esse poder, essa atividade e vitalidade como uma dominação, falta de ternura, suavidade e receptividade. Como recebedores de amor, os mesomórficos percebem o amor que vem dos outros como uma dívida a ser saldada pela lealdade, energia e amizade. Falta-lhes ternura, porque isso requer que eles se suavizem.

Os endomórficos mostram o seu amor por sua presença e um calor interno, uma proximidade emocional e física que estimula a harmonia. Essa qualidade de presença difere da independência combativa do mesomórfico ou do apego esporádico do ectomórfico. Os endomórficos gostam de contato próximo e íntimo, os mesomórficos preferem o companheirismo e os ectomórficos querem períodos breves, intensos de atenção sensorial.

Para os endomórficos, os sentimentos de amor começam no abdômen, com um calor que se irradia para fora e convida os outros. Eles estendem essa presença para assimilar ou serem recebidos pelos outros, mas não se movem ativamente em direção a eles. Seus movimentos são lentos, pesados e sinuosos. De modo convidativo, oferecem cuidados e intimidade.

Os ectomórficos preferem ficar sozinhos, precipitando-se em alguns episódios de contato com o calor endomórfico ou a atividade mesomórfica. O corpo longo, poroso dos ectomórficos, é preenchido de energia nervosa. Seus sentidos queimam com intensidade alerta e atenção. No entanto, seus intestinos pequenos não os abastecem emocionalmente nem sustentam seus esforços. Eles buscam o outro para expressar o amor com precaução e se retêm com tenacidade. Reúnem impressões e sensações, que compartilham com uma atenção íntima que entra e penetra gentilmente no interior do outro. Os ectomórficos se aninham dentro de si, discretamente. Seu contato neural, como um radar, é uma forma poderosa de atenção que dá amor e intimidade. Os ectomórficos mais se emprestam do que dão a si mesmos. Quando estão apegados ao outro, têm uma sensação de serem conhecidos, de ter o outro dentro. A atenção também é um estilo de receber amor, já que colhe o outro e o armazena dentro de si. Esse interesse especial é a presença de uma intimidade sentida. Os ectomórficos trazem a uma relação de amor uma presença real que envolve, abraça e permeia o outro.

Os ectomórficos e os mesomórficos se mobilizam pelo exterior, por penetrar o outro, mas sem ser arrastado ou assimilado completamente. Os endomórficos se mobilizam para estar dentro de si mesmos e, depois, para sair. Cada tipo constitucional dá, recebe, compartilha e coopera do seu próprio jeito. Cada um acompanha, é acompanhado e ama no seu próprio estilo.

Quando os ectomórficos estão isolados, descuidados ou lhes falta uma intimidade que lhes dê sensação física, eles se desligam de tudo e se tornam desencorporados, andarilhos que ocupam um corpo aqui e ali. Quando se nega proximidade e interesse aos endomórficos, eles se tornam invasivos e devoradores, com um apetite incontrolável. Assimilam indiscriminadamente e não formam um limite ou uma membrana entre eles e os outros. Sugam o mundo até se fundirem com qualquer pessoa disponível, que se torna então uma iguaria para sua fome interior. Quando os mesomórficos não conseguem receber cuidado e interesse, se tornam invasivos, agressivos e combativos. Toda necessidade, ternura e companheirismo é percebida como uma fraqueza a ser dominada. À sua lealdade pode faltar afeição, e eles correm o risco de se tornarem centrados neles mesmos, pessoas voltadas para a ação que transformam os outros em objeto.

O modo como expressamos e recebemos amor é afetado pelo tipo constitucional, mas também o é pelo tipo de cuidados e atenção a que fomos expostos durante os estágios do crescimento — ser cuidado, ser objeto de interesse, compartilhar e cooperar. A pulsação dessas fases, com suas formas mutantes, se fixa; o pulso se restringe, se inibe ou acelera-se freneticamente. A distorção do impulso de amor em qualquer um dos estágios traz à tona paixões e vícios que assombram a pessoa desamada e ou que foi amada de maneira errada.

Há uma interação entre os tipos constitucionais e os quatro estágios do amor. O tipo constitucional dos pais influencia o modo como eles percebem e o que fornecem nos estágios de cuidar, importar-se, compartilhar e cooperar. De modo semelhante, o tipo constitucional determina o que busca uma criança em particular, à medida que ela cresce. Talvez os pais forneçam algo de valor para cada um desses estágios, mas por causa da ignorância ou da inadequação, eles fornecem coisas que são de menor valor para um determinado tipo constitucional. Ao ectomórfico que requer solidão e introspecção, oferece-se comunidade ou atividade. Ao endomórfico, que precisa de comunidade, se exige que ele fique sozinho ou que pratique esportes. Ao mesomórfico, que precisa pôr à prova suas vontades, se dá aconhego familiar ou isolamento.

DISTORÇÕES DA FORMA

O amor é uma excitação somática organizada para suscitar resposta, calor e crescimento. O amor é uma interação que serve à vida, bem como às pessoas. Basicamente, uma criança recebe amor dos pais como um investimento no futuro, na sua potencialidade e na condição adulta. Tudo na criança é programado para crescer, para atingir uma certa altura e um certo peso, um certo nível de desempenho cognitivo. A criança se investe no futuro, como o fazem a mãe e o pai. A teoria formativa afirma que somos concebidos como adultos, mas nascidas como crianças. O adulto concebido está sempre presente como princípio básico de organização. O adulto que está se formando é parte do bebê. O paradoxo é o modo como o adulto não formado, chamado criança, esconde o arquétipo do adulto. Embora tenhamos sido cegados pela imagem inflada da magia da infância, o processo adulto continua a operar por trás das cenas. O adulto primal, genético, arquetípico está sempre atuando e se formará independentemente do que faça a sociedade.

Passamos por um certo número de estágios a caminho da forma adulta. Até certo ponto, a criança ainda está subformada, oscilando entre o comportamento do bebê e o de criança. Depois, o comportamento infantil se torna mais firmemente estabelecido, e a criança repete o mesmo processo com a emergência da forma do adolescente. As diferentes respostas dos pais à imaturidade corporal da criança facilitam ou distorcem seu crescimento. Essa interação é central para o que se chama amor. Uma resposta incipiente, exagerada ou errada pode distorcer a experiência somática do *self* de ser amado, e dá início a um caráter rígido, denso, inchado ou colapsado.

Distúrbios de amor podem ocorrer em qualquer um dos quatro estágios: no de nutrir ou cuidar; importar-se, o que inclui o reconhecimento do ser singular; no estágio de compartilhar e ter intimidade, que organiza um vínculo de igualdade; ou na cooperação, na formação de algo em conjunto. Os pais podem alimentar uma criança, sem necessariamente cuidar dela; uma pessoa pode tomar conta de outra mas não se importar por ela, como ocorre freqüentemente com pacientes idosos nos asilos. As crianças cujos pais as abandonam quando bebês e que recebem cuidados mínimos numa instituição podem morrer. Isto se chama "hospitalismo", ou fracasso do desenvolvimento.

A estrutura colapsada

Todo mundo nasceu com o impulso para a forma, e esse impulso envolve os outros. Esse processo de formar algo gera sentimentos e sensações. O impulso de reprodução gera sentimentos de atração sexual, proximidade e prazer sexual. A criança crescendo dentro da mãe começa a liberar substâncias químicas que suscitam a relação vincular, que por sua vez ajudará a formar algo do nada. Chamamos amor materno a esses sentimentos.

Quando as crianças entram no mundo, querem a continuidade do seu vínculo uterino por um curto espaço de tempo. Elas querem ser amamentadas e cuidadas, para progredir aos poucos da condição não formada para a condição formada. Em todo esse processo de formação, o sentimento umbilical é substituído pelo sentimento boca-seio. A mãe cria um ambiente fora dela que ocupa o lugar do vínculo uterino. O sentimento, nesse primeiro estágio, é uma interação físico-química intensa, em que se formam os vínculos do cuidar.

Cuidar significa que a mãe responde aos movimentos e humores da criança. A criança sorri, a mãe responde sorrindo. A mãe sorri, a criança responde sorrindo. A criança faz movimentos a esmo, a mãe responde. Isto é espelhamento, um sistema de comunicação complicado de tentativas e reações, chamadas e respostas, gritos e reações. É mais do que "Estou desconfortável, por favor venha e me troque", ou "Estou com fome, por favor venha e me alimente". É uma interação intensa de comunicações por sinais, padrões somáticos e linguagem — e um aprofundamento de vínculos. A criança consegue uma resposta, a mãe consegue uma resposta, e essas respostas se tornam os ingredientes do formar. Esse formar mútuo é amor.

O amor, como nutrição e cuidado, significa dar o peito, alimentar emocional e sensorialmente e cuidar das necessidades físicas da criança à medida que ela se torna um adulto. A nutrição e o cuidado se referem ao tocar, carregar, acariciar, prover as necessidades de calor e proximidade da pequena cria imatura.

As distorções do amor no estágio do cuidar podem ser abuso e negligência, um amor que é dado de má vontade ou que tenta impedir a criança de crescer. Um cuidador, deliberadamente ou não, infantiliza a criança para dar a si mesmo um sentimento de poder. As distorções no estágio do cuidar têm por

37

conseqüência uma estrutura somática fraca. Alguns dos termos usados para descrever essa estrutura são: colapsado, poroso e informe.

Outras condições podem contribuir para o desenvolvimento de uma estrutura somática fraca, mesmo sem distorção no estágio do cuidar. A pessoa pode ter herdado uma fraqueza constitucional. Por exemplo, alguns ectomórficos são organizados nos planos neural e sensorial para serem atentos, mas lhes falta um sistema visceral e muscular forte. É possível receber uma constituição forte, mas se tornar instável somaticamente. Mesomórficos fortes ou endomórficos vitais podem se tornar orientados pela visão ou abusar de seus órgãos sensoriais — e acabar com uma atrofia, por falta de uso. Usam o cérebro para dominar o restante do organismo. O resultado é o mesmo quando há uma estimulação excessiva do córtex numa idade precoce. Na atrofia por falta de uso, há uma inibição do movimento; a um córtex excessivamente estimulado seguem-se a fadiga e a depressão. O segmento cerebral é forte, mas o torso é fraco e incapaz de dar suporte à ação.

A porosidade se assenta numa herança constitucional protoplasmática ou na inadequação ou negligência parental. Em qualquer um dos casos, o tônus do tecido muscular tem uma porosidade fraca nas membranas superficiais. O ácido graxo, a distribuição de aminoácidos nas camadas, o mecanismo de limites do *self*, é poroso, frágil e macio.

As estruturas fracas adotam uma forma que se acomoda às exigências do mundo exterior mas, ao mesmo tempo, elas são incapazes de sustentar a própria excitação. A porosidade das estruturas fracas as abre para o mundo, bem como para si mesmas. Pode ser que as membranas celulares sejam grandes e flácidas, que o mundo exterior se precipite para dentro, ou que o ambiente interno se esvaia para fora. Um tipo inchado, por outro lado, se expande e vaza para fora porque uma membrana fina é esticada até o seu limite pela excitação intensificada, que rompe e dissolve seu continente.

Na tentativa de consolidar qualquer substância que recebam da superfície, as estruturas fracas entram em colapso. A função do colapso é solidificar sua massa. O colapso acentua a pulsação fraca dos órgãos e, ao mesmo tempo, se reitera a si mesmo.

O sentido somático da estrutura fraca é afundar, ir para baixo, desabar, colapsar. É um padrão de sugar e se pendurar, ser incapaz de se sustentar em pé. Essa sensação interna pode ser mascarada pela postura da pessoa, mas está presente no tônus da estrutura. Ela se faz acompanhar por uma sensação de pânico.

As qualidades que melhor descrevem uma estrutura colapsada são a empatia, a suavidade, a gentileza, a compreensão e a habilidade de estar com uma outra pessoa suavemente. Elas são capazes de receber os outros e devolver as impressões que recebem. Parece-se com a receptividade da fêmea, mas ocorre num nível mental. Essas qualidades, no entanto, são muitas vezes uma compensação para a incapacidade de sustentar a própria vitalidade.

Geralmente, os tipos somáticos porosos se movimentam devagar. Eles tendem a ser amistosos, mas têm fome de contato. Sentem que tudo o que conseguem não permanece, seja o que for. Usam as outras pessoas para lhes dar um sentimento de si mesmos. No entanto, por serem insaciáveis, suas relações nunca lhes dão o suficiente.

Eles têm um *self* queixoso, pontuado por períodos de alegria e energia e, então, implodem por dentro. A estrutura externa afunda, porque eles não podem dar sustentação ao seu tônus pulsatório. As estruturas fracas vivem o perigo de serem envolvidas pela pulsação dos outros ou por sua própria pulsação, que se torna indiferenciada. Eles desmoronam para escapar do mundo exterior. A força do seu processo cognitivo ou de sua imaginação é minada por um organismo que não pode suportar o jorro de excitação ou ação. É como se um balão de gás estivesse arrastando um balão de água; algo quer decolar, mas é simultaneamente puxado para baixo.

As estruturas fracas buscam relações interpessoais e familiares para apoio mútuo. Os sistemas simbióticos mascaram a sua fraqueza. Elas olham para o mundo sempre buscando proteção e empatia. Procuram por alguém em quem se pendurar e que as salvem. O salvador, em contrapartida, se sente grande, forte, aceito e conectado. Ou elas precisam de alguém para apoiar seus interesses. Ou então, como pais, preferem que a criança lhes dê atenção.

Nas suas relações simbióticas, elas florescem nos sentimentos de proximidade e intimidade. "Resgate-me, ajude-me, me dê suporte, seja meu corpo." "Não me trate como um adulto. Mas, seja lá o que faça por mim, faça-o num disfarce de adulto." Na linguagem moderna, as estruturas colapsadas buscam um parceiro "capacitador", alguém para escorar sua fraqueza — duas pessoas fazendo um só corpo.

As estruturas colapsadas dão aos outros um sentimento de aceitação, quando na verdade elas os penetram e envolvem. Esse fenômeno duplo difere da projeção da pessoa inchada, que penetra os outros por meio do ataque; a pessoa porosa os convida a entrar.

Uma pessoa fraca exercita a assertividade e a agressividade baseada na submissão, na harmonia e sendo passivo-agressiva de modo suave, gentil. Embora uma mulher ou um homem poroso possam ser percebidos como acolhedores, a ausência de uma forma bem delineada indica submissão. Quando deixam os outros entrar dentro deles, se sentem aceitos. O caráter colapsado é uma vítima do mundo, uma esponja que absorve o mundo, alguém cuja receptividade é um pretexto. No nível mais profundo, essas estruturas não se sentem vazias, mas sozinhas e abandonadas.

Na linguagem psicológica, a estrutura colapsada seria descrita como oral-dependente, ou ficaria na ponta inferior da escala narcisista. O seu próprio interesse está em tentar manter a forma no mundo para ser alguém, mas ela não precisa se tornar grandiosa. Ela precisa de atenção como uma forma de sobrevivência, porque é a excitação dos outros que a capacita a ter uma forma corporal. Uma estrutura colapsada também poderia ser descrita psicologicamente como um esquizóide, um *self* somático não-formado que teve pouco contato, ou uma pessoa dependente, que se agarra aos outros e não pode se

39

separar. A criança sente sua própria singularidade quando reconhece que o seu corpo é separado e diferente do de seus pais. Se isso não acontecer, cria-se uma confusão entre ser no outro e ser em si mesmo. As categorias psicológicas descrevem estados mentais, mas um diagnóstico somático-emocional vai além, para mostrar a relação entre um distúrbio do tecido e um estado mental. Porque os tipos colapsados são incapazes de sustentar uma postura agressiva, o terapeuta deve ajudá-los a escorar a sua estrutura. Como clientes, tentarão gerar algo para interagir com o terapeuta, mas faltará forma e estrutura. Sua porosidade, fraqueza e colapso são uma ferramenta agressiva sutil, um pedido de ajuda mascarado pela afirmação: "Venha aqui e ajude-me". Qualquer terapeuta que precise impressionar os outros cai direto e responde "Eu te salvarei".

É esplêndido o modo como certas estruturas colapsadas assimilam e recebem o mundo e se alimentam a si mesmas. Elas podem sustentar a relação menos sensível de outra pessoa com o *self* e com o mundo. É um grande presente. A questão terapêutica, para cada indivíduo, é se essa habilidade é funcional ou problemática para conduzir uma vida boa.

A estrutura inchada

Nas sociedades agrárias e tradicionais, amar significava dar o peito até que a criança fosse suficientemente crescida para ficar de pé e se movimentar, e depois partilhar certa quantidade de comida até que fosse suficientemente crescida para se desembaraçar por si mesma, talvez por volta dos 7 aos 10 anos. A abundância de hoje em dia nos impede de ver quão cedo uma criança se torna adulta em muitas culturas, inclusive na nossa, em determinados momentos da história. No passado, as crianças eram cuidadas no início, depois tinham de carregar seu próprio peso.

Muitos pais cuidam, alimentam e respondem ao desamparo da criança nos primeiros anos de vida e depois enfrentam dificuldades na fase seguinte, a de se importar* com ela. Importar-se com alguém significa reconhecer suas características singulares.

É essencial para uma criança recém-nascida ser o centro das atenções da mãe. A natureza e os hormônios da mãe fazem daquele vínculo o mais poderoso possível — a pressão da lactação, o poderoso mecanismo interno de se vincular ao objeto que alivia essa pressão, a lactação evocada pelo choro da criança. Esse vínculo regula o contato e o torna primário. À medida que o

---

*Em inglês, diz-se "care about"

organismo ganha massa, a regulação da proximidade e da distância vai adquirindo uma forma diferente. A criança e a mãe começam a regular suas interações pulsatórias, a proximidade e a distância, a sucção e o respouso. Isso estabelece o estágio de regulação do impulso e da necessidade.

No estágio de se importar, a criança tenta se separar, embora esteja apegada. Ela quer ser o centro dos interesses, mas não quer ficar Implantada na mãe ou incorporada por ela. À medida que a criança começa a dominar seus centros musculares de volição, especialmente na metade superior do corpo, torna-se capaz de se movimentar sem ajuda, ficar ereta sem ajuda e manipular o mundo. Ela é parte dos pais, mas está separada, e ainda não é "grande".

A necessidade de a criança de ser o centro das atenções se intensifica durante os períodos de separação. Toda criança diz: "Olhe para mim, olhe para o que eu fiz!" A criança pode não querer a aprovação dos pais, apenas que vejam o que está fazendo. A criança quer interesse e atenção para ajudá-la a catalisar capacidades de automanejo e comunicação.

Essa necessidade de atenção é muito importante para a formação de uma identidade. Mais tarde, a criança deseja permanecer perto da mãe para ter algum controle sobre o seu comportamento, à medida que cresce e forma a si mesma. A privação física ou emocional mina os órgãos de independência da criança, o sistema locomotor.

O autocentramento nesse nível é vital — e não só como identidade egóica. À medida que a criança torna-se desenvolvida somaticamente, o processo pulsatório se torna mais sofisticado, com uma amplitude e freqüência mais amplas. Uma criança começa a vida num estado como que de transe por um longo período de tempo. A vitalidade dos órgãos internos não avivou completamente os músculos da superfície, mas o contato gera excitação. À medida que a criança começa a preencher-se somaticamente, começa a gerar excitação e, depois, a organizá-la e investi-la estando no mundo.

A criança em desenvolvimento, no estágio de querer ser especial, tem uma excitação bruta, que pode ser percebida quando ela brinca. As crianças são movidas pelo não-formado dentro delas e a vitalidade e a excitação as impulsionam a se relacionar com o mundo, enquanto desenvolvem formas de interação. A vitalidade e a pulsação das crianças estão parcialmente ligadas à relação especial com os pais; ao mesmo tempo, elas desejam se ligar a um mundo maior. Estão em conflito entre o mundo e os seus pais. Se não tiverem atenção especial dos pais, se sentirão inseguras no mundo. Há uma tensão entre a excitação que sentem no mundo e uma ameaça que essa excitação gera nas suas relações especiais com a família.

Esse processo de separação e individuação, no entanto, pode se tornar distorcido quando as crianças são tratadas como se fossem muito especiais ou muito excepcionais. Outras distorções ocorrem quando os pais querem impedir os seus filhos de crescerem, para mantê-los jovens para sempre, ou o oposto, exigindo que seus filhos cresçam muito rápido. Quando ocorrem esses tipos de distorções, há uma confusão entre quem é o adulto e quem é a criança. A crian ça é tratada como se fosse mais velha do que é, emocional ou fisicamente, ou é solicitada a assumir uma responsabilidade parental por ela mesma.

Uma criança tratada como se fosse muito especial, para quem fazem tudo, não domina o seu próprio desenvolvimento muscular. Ela diz: "Fui feita para ser especial, você me trata de modo especial." Como adulto, ela usará de manipulação e sedução para que os outros façam as coisas por ela. Essa é a estrutura narcísica. Seus pais lhe dizem: "Eu me sacrifico por você." Ou: "Preciso me sentir grande, preciso cuidar de você; ao cuidar de você, preciso que você me pertença e esteja no meu sistema."

Nos anos 70, as crianças ginastas romenas eram escolhidas na idade de 3 ou 4 anos para serem estrelas olímpicas potenciais. Elas foram cuidadas e lhes deram atenção especial, mas também foram manipuladas e exploradas para atuarem como pequenos adultos. Suas habilidades locomotoras de coordenação foram exageradas, enquanto as atitudes pessoais concomitantes permaneceram não-formadas. Elas desenvolveram dependências permanentes, em que tinham de continuar se sentindo especiais. Não podiam se desapegar e nunca chegaram realmente a formar um *self* separado. Não se pediu a elas que fossem adultos pessoais, apenas adultos sociais.

Outros pais querem que seus filhos se tornem adultos rápido demais. Eles querem que seus filhos de 2 anos usem seus cérebros mais de acordo com os símbolos da cultura do que sendo verdadeiros para com o seu próprio grau de crescimento. O resultado é um desenvolvimento precoce; a criança é objeto de interesse, mas esse cuidado tem uma exigência implícita de que a criança seja maior e mais formada do que é. O que existe é desvalorizado diante do que deveria ser. "Não esteja na média, seja especial. Não tenha a sua idade, seja mais velho." Esses tipos de crianças adquirem uma grande quantidade de informações e se consideram maduras, mas o fato é que elas estão pessoalmente não-formadas. O seu sistema de informação, o cérebro e os sentidos, é inflado. Mas seu sistema emocional, vísceras e membros, é pouco formado. Elas precisam constantemente ser preenchidas pela experiência de outra pessoa, para manter a imagem do adulto reconhecido. Elas acabam com idéias adultas, mas sentimentos não-formados e um sentido exagerado de suas capacidades. Essas crianças sofrem de grandiosidade — têm uma visão exagerada de quem são, do que podem fazer e do que os outros devem fazer por elas.

Uma educação prolongada também estende o estado de infância e encoraja as crianças tanto a permanecerem dependentes como a se perceberem como especiais e independentes. São dados privilégios e *status* às pessoas jovens, mas elas podem não assumir um papel social adulto completo até que tenham 25 ou 30 anos.

A grandiosidade, um estágio natural para as crianças, em que elas são o centro das atenções e dos interesses, se estende no tipo inchado, inflado. Esse tipo solicita continuamente uma atenção especial, quer ser o primeiro e quer ser atendido imediatamente. São pessoas infladas e inflamadas, cujo interesse autocentrado vê o mundo em referência a si mesmas.

Essas estruturas estão num conflito entre a subida da excitação e a ausência de forma. Há um conflito entre um sistema nervoso central demasiadamente incitado e os centros que se organizam mais lentamente, como as vísceras. O padrão inflamado ocorre quando a criança obtém uma resposta insuficiente à excitação, ou quando é incitada em demasia pelos pais ou a sociedade. A hiperestimulação dos sentidos acelera a atividade celular, que passa a se manifestar como agitação, mania ou precocidade.

Esses tipos apresentam um comportamento de "eu, eu, eu", possuem sentimentos de importância e se tornam ansiosos se não forem tratados como especiais. As pessoas inchadas dizem: "Preste atenção em mim, atenda-me, sou importante." Elas têm uma qualidade persistente de fome, cobiça e grandiosidade. A sua atividade visceral inflamada, incitada, anseia aos gritos por corporificação.

Cobiça é o sentimento do caráter inchado. A afirmação é: "Tudo me pertence, eu o quero, é meu, os outros vivem para me satisfazer." A cobiça tem como base a experiência de ter recebido muito sem limites e, agora, querer tudo. A cobiça tem uma qualidade agressiva, como se fosse pegar à força.

Os tipos inchados não têm estrutura interna ou corpo suficiente para viver dentro deles mesmos, portanto precisam invadir o outro. De um modo ou de outro, seduzindo, decepcionando ou manipulando, a pessoa inchada irá penetrar o outro. Suas afirmações são: "Quero estar dentro de você, sou como você, sou você", e, finalmente, "O que você está fazendo dentro de mim?"

Os tipos inchados estão sempre se inflamando. Sua grandiosidade tem a ver com uma hiperatividade a serviço de uma imagem que não eles têm, mas que procuram manter. Eles precisam ser preenchidos pela experiência de outra pessoa, para manter sua imagem de ser um adulto.

As estruturas colapsadas e infladas são, as duas, fracas, mas ocupam lugares diferentes. Elas diferem na quantidade e na qualidade da excitação disponível e na amplitude da vitalidade pulsatória. A pessoa inchada foi objeto de interesse e passa sentimentos de: "Eu tenho direito, sou especial". A pessoa fraca diz: "Eu sou inútil, não tenho direito." As estruturas fracas implodem na superfície; seu pulso interno não pode ser sustentado, começa a entrar em colapso. Nas estruturas inchadas, o sentimento das sensações e desejos internos da pessoa são movidos para a superfície e empurrados para fora, porque não podem ser contidos ou corporificados, devido ao incitamento excessivo da pessoa.

Os tipos fracos tentam mobilizar respostas, para trazer os outros para si. Os tipos inchados se movem em direção aos outros pela sedução e manipulação, usando a sua excitação para arrastar os outros para dentro de si. Estendem aos outros sua excitação, então sentem que os outros lhes devem algo em troca. Eles vendem barato seu interesse e sua excitação para emprestar o corpo de outro. Tudo isso é promessa e não satisfação, a ilusão contra o potencial.

O padrão inchado de defesa é descarregar sua excitação nos outros, já que não têm uma forma para contê-la. Eles estendem aos outros sua excitação e sentem que algo lhes é devido em troca. As pessoas inchadas não têm medo de se fundir nos outros — na verdade, gostam disso. Elas precisam do amor e da atenção das pessoas para se incitar. Amor e interesse por eles mesmos andam juntos para os tipos inchados, assim como o amor e o "preencha-me" nos tipos porosos.

O objetivo, ao trabalhar somaticamente, é organizar uma estrutura somática, uma profundidade de sentimento e ação organizados que dêem forma à pessoa, em vez de trabalhar somente para trazer à tona a agressão ou a vitalidade. Um diagnóstico de estrutura inchada não pode ser feito até que o terapeuta trabalhe com a pessoa e perceba que ela começa a perder seus limites à medida que vai suavizando. Quando os tipos inchados desestruturam sua atitude inflada, eles começam a murchar e experienciar a eles mesmos como um grande corpo vazio, uma pequena mancha de identidade dentro de uma massa inchada. Seu inchaço é uma defesa, um modo de ser grande. Nas suas relações, eles lutam para continuar grandes e para que não esvaziem seu balão. Fazem isso projetando a sua inadequação nos outros.

Os terapeutas não deveriam esvaziar esses clientes nem furar seus delírios; fazer isso seria tirar a pouca identidade que têm. Em vez disso, a tarefa é ajudar os tipos inchados a se tornarem do seu verdadeiro tamanho, verem que atenção é importante mas não essencial à sua sobrevivência, e começarem a empatizar com os outros sem se voltarem contra si próprios. A tarefa é restaurar uma forma pulsatória que dê corpo, presença, profundidade e contenção. Essa restauração do amor por si mesmo torna-se, então, a base para amar os outros.

A estrutura densa

O estágio do compartilhar no amor requer que os pais se tornem íntimos da vida interior e dos sentimentos de uma criança. A criança traz seus pensamentos, sentimentos e reações emocionais para fora e tem a expectativa de uma resposta dos pais. A resposta, ou sua ausência, ensina a criança a aceitar ou a rejeitar o que vem de dentro. O primeiro estágio do amor tem a ver com as necessidades físicas da criança, de nutrição, alimento e calor; o segundo estágio tem a ver com ser percebido como singular. Mas o terceiro estágio tem a ver com as experiências internas, à medida que emergem e são compartilhadas. O modo como os pais respondem aos pensamentos, sentimentos e emoções da criança ensina a esta como perceber suas experiências mais íntimas.

Por várias razões, algumas famílias não podem ter reações apropriadas à criança. Talvez uma doença force a que um dos pais seja o centro das atenções por um tempo prolongado e as necessidades da criança são postas à margem.

Às vezes, um pai separado exige que uma criança fique do seu lado ou que se torne um confidente emocional como substituto pela perda do parceiro. Outras famílias dividem o mundo em dois lados, os adultos e as crianças. As crianças têm o seu lugar como tal, não como adultos em crescimento. Compartilhar e ter intimidade é para adultos, não para crianças. Os esforços da criança para obter uma resposta são subestimados e ridicularizados. Outras crianças recebem uma grande quantidade de intimidade até que sua sexualidade desponte e, então, instantaneamente, o compartilhar se torna muito ameaçador. Em outras famílias, a pobreza e as exigências para se levar a vida são tão fortes que a atenção individualizada e a intimidade com uma criança se tornam impossíveis. Quando as tentativas de compartilhar de uma criança são ridicularizadas, desprezadas ou manipuladas, o resultado é o começo de uma estrutura densa.

Os tipos densos foram criados numa família que cuidava deles, mas que exploraram a sua compaixão e minaram sua assertividade pedindo a eles para servirem à família. Em vez de serem tratados como pessoas grandes, foram tratados como pessoas pequenas. As respostas aos seus esforços para serem assertivos foram afirmações humilhantes, tais como: "É tudo para o seu próprio bem", "Um dia você vai me agradecer pelo que fiz por você", "Você é apenas uma criança, o que é que você sabe?", ou "Será que você não pode fazer nada certo?". Suas tentativas de expansão foram minadas e, em conseqüência, eles lutaram com a independência. Para receber amor pagaram um preço alto, o da humilhação e submissão aos outros.

A família da pessoa densa envia uma dupla mensagem: "Aja livre e independentemente, mas viva como se fosse dependente. Seja um homem, seja uma mulher, mas faça o que eu digo". A dinâmica familiar ensina a submissão aos outros. Como adultos, os tipos densos têm adoração por um líder, enquanto traem sua própria necessidade de auto-afirmação. Eles permanecem leais, mantêm conexões por tempo prolongado e buscam os outros que se interessam por eles, embora recuem frente a eles.

Os tipos densos, para servir, se tornam mártires e auto-sacrificados, invalidando seus próprios sentimentos. Eles se movimentam para ser dominadores e assertivos, mas recuam. Eles se retraem da intensa excitação e a substituem fazendo para os outros. Sua principal característica é uma mentalidade de persuasão, uma defesa contra a agressividade que os arma contra o ataque. A asserção não está voltada para o mundo, mas contra eles mesmos.

No coração da mensagem de duplo vínculo da família de um denso está a luta para provar seu próprio valor. Uma vez que são rebaixados para servir às outras pessoas e não sentem o direito de ter seu próprio jeito de ser, eles constringem seu espaço de vida com um círculo de contração em volta do exterior do corpo, para conter um vulcão interno. As estruturas densas fazem conexão permanecendo apegadas e hesitando. Elas censuram a si mesmas, mas se sentem compelidas a agir como mártires. Elas buscam amor por meio da lealdade e servindo aos outros. Elas temem seus rompantes emocionais, mas são viciados neles. Amar é estar a serviço, ser leal.

45

As estruturas densas se auto-apagam e se fazem menores e mais compactas. Ao resistir à expansão, elas reprimem sua experiência. Elas chamam a atenção por meio da depreciação de si e dos outros e de sua inabilidade e relutância para expressar-se. Podem ser reservadas, desapontadas e humilhadas. Sentem-se desrespeitadas, não amadas e não reconhecidas. São cínicas, e a escuridão tolda seu futuro.

Embora de coração caloroso, as estruturas densas são reprimidas e carregam fardos de vergonha. São fálicas excessivamente compactadas, com o impulso de serem agressivas. Não são bem histéricas, mas tendem ao exibicionismo e à hiperatividade. Sua habilidade para se expandir e se estender foi mutilada. Elas anseiam por ser livres e se sentir valorizadas, entretanto pensam no que os outros querem que elas sejam. Têm inveja dos outros e tentam escapar à sua repressão. Querem se libertar, ser ternas e excitadas, mas estão sempre frustradas. Por causa do sentimento de fracasso permanente, elas nunca alcançam o que querem. Têm medo de explodir, mas acabam implodindo. Amam precavidamente, retraídas, leais e dependentes. Elas retêm seu amor por medo de humilhação e por uma sensação de impotência.

Servir as alimenta do sentimento de que são necessárias. Elas se escondem do mundo e delas mesmas. Isolam-se. São lutadores que buscam vencer obstáculos pelo cansaço. Correm o perigo de derreter, ser suaves ou empáticas demais ou explosivas demais, então reprimem seu humor de se divertir e suas necessidades impulsivas. São cínicas a respeito da ternura, da intimidade, do compartilhar e da cooperação. Anseiam por ser aceitas, mas se aterrorizam com isso.

As estruturas densas têm duas camadas: um núcleo quente de excitação que dispara sua necessidade, expandindo-as em direção ao mundo, e uma camada densa que faz um limite. À medida que essas estruturas se dirigem para o mundo, antecipam a humilhação. A resposta é espessar a pele e os músculos para manter o organismo nele mesmo. A superfície densa afasta os outros. Ao expandir-se, o impulso formativo é frustrado pelo *self*, bem como pelo mundo. Ser frustrado cria sentimentos de inutilidade e desespero. O amor se transforma em ressentimento e cinismo.

As estruturas densas não podem sair; estão presas nelas mesmas. Sentem-se inseguras e gostam de se identificar com pessoas que têm qualidades impulsivas ou rígidas. Odeiam a crítica, mas a aceitam para manter a conexão. Já que temem a independência e são inundadas de dúvidas, seu sentido de "eu" é constrito sob a pressão de uma baixa auto-estima, da falta de destreza motora e de capacidade para agir com assertividade. Essa dúvida coloca a seguinte pergunta: "Serei humilhada ou não?" "Serei envergonhada ou não serei envergonhada?" Por outro lado, elas invejam o que os outros têm.

As estruturas densas são dedicadas. Elas insistem, vacilam, agüentam. Nas suas longas amizades, há muitas vezes ressentimento, porque elas se apagam para contatar e porque invejam o poder do outro. Liberam sua energia, mas é uma liberação impotente. Num casal, a pessoa densa briga e faz as pazes. Primeiro ataca, depois se arrepende. Desculpa e perdão. Vergonha e perdão. Elas se tornam grandes para ficar pequenas novamente.

Os tipos densos não conseguem dar suporte à sua independência. Seus sentimentos de independência provêm do isolamento e da contenção. Já que são estruturas dependentes, que não podem apoiar a si mesmas, poderão agir de um modo auto-afirmativo se tiverem um sistema de apoio enorme. Para expressar o seu amor, são excessivamente gratos. Eles se interessam pelos outros, se derretem com o outro, depois recuam e se seguram. Os caracteres densos precisam estar separados, ao mesmo tempo que procuram resistir ao recuo. Eles querem se apegar, mas também querem se separar. A única solução é hesitar, se apegar mas se comportar como se não estivessem apegados.

Amor significa segurança. Os caracteres densos pensam que amor é simpatia e buscam ser apreciados. Quando os outros lhes dão o que querem — apreço, simpatia, reconhecimento por sua luta ou sua dor — eles negam isso e não se comovem. O amor e a luta caminham juntos. Uma estrutura densa poderia dizer "Minha mãe me amou muito, mas nunca soube quem eu era." Ela reconhece que foi cuidada, mas também que seus pais não a atenderam. Obter amor significou se auto-sacrificar e servir o outro.

Cada impulso que carrega em si o germe do futuro é desencorajado assim que toca a superfície. A ação dos densos cria uma estrutura que os inibe e, conseqüentemente, eles não têm sentido de futuro. O círculo de compactação leva a um futuro cínico, negro, sem saída. Eles se movem em direção ao mundo, encontram um obstáculo e se voltam para si mesmos por causa das camadas de sua estrutura densa. Sentem apatia, resignação e pedem simpatia e compreensão.

As pessoas rígidas se comportam como guerreiros e líderes, enquanto emprestam a visão dos outros, já que não têm a sua própria. As pessoas compactadas, por outro lado, tramam e sonham com a liberdade, mas evitam a ação. Os tipos densos têm imaginação e, portanto, isso é mais doloroso. Estão presos entre seus sentimentos, seu estado corporal e o reconhecimento das possibilidades de algo diferente. Podem sonhar e planejar; elas só têm uma restrição de ação. São precavidas e conservadoras, mas não são mortas por dentro.

As estruturas densas crescem nas famílias em que há uma convivência entre o dominador e o dominado. A convivência é entre a necessidade do dominador fálico ou do tipo inchado e agitado de manipular outra pessoa para ser sua estrutura de apoio, e a necessidade da estrutura densa de servir. A convivência é acionada servindo o dominador, que não admite precisar do dominado. "Você me controla", diz a pessoa densa, "mas eu me contenho, para ter controle sobre você." "Você tem poder sobre mim, preciso de sua segurança, mas ao não ser receptivo ou retendo o que tenho para dar, tenho poder sobre você." "Eu me controlo, eu compacto a mim mesmo", diz a pessoa densa, "para não ser controlada por você, embora eu precise de você para agir no mundo." Muitas vezes, os mártires provocaram o outro, não só como um meio de humilhar essa pessoa, mas como uma maneira secreta de levar o outro a agir raivosamente, algo que eles mesmos não podem fazer.

As pessoas densas controlam e inibem sua própria excitação a todo custo, e controlarão, se possível, a excitação do outro. Elas tentam restringir o que está à sua volta, seja o que for, aprisioná-lo, colocar um cobertor sobre ela. As idéias e sentimentos estão sempre sujeitos a dúvida. "Vou pensar a respeito." "Talvez." Esses são mecanismos para controlar sentimentos, de modo a evitar humilhação.

As estruturas densas não podem construir uma vida em que se sintam livres o suficiente para agir. Os pais dizem a eles: "Você não tem nada de verdade, a não ser que se apóie em mim" — o que mina sua assertividade. A dificuldade é quem são eles e como funcionam. Sua tentativa de cooperar foi humilhada e suas necessidades de dependência foram uma fonte de vergonha. Sua ternura e calor foram humilhados, porque lhes foi ensinado que a intimidade não tinha valor; não era prática.

As pessoas densas podem ter uma combinação de densidade e ausência de forma, densidade e rigidez, densidade e inchaço. Sua densidade é uma defesa, mas elas também podem ser passivas ou entrar em descargas impulsivas.

Para se tornarem compactas, elas afundam o pescoço no tronco e o tronco no abdômen. Com músculos em cima de músculos, elas não podem se mover. Elas se compactam, se apequenam. Elas insistem em ser respeitadas, mas são na verdade pessoas pequenas tentando ter as suas exigências atendidas. Se receberem respeito por sua força, então se sentirão humilhadas, porque sabem que não o merecem.

Todas as partes macias do corpo são compactadas, bem como ficam sob uma pressão tremenda. São espessas e inexpressivas, com movimentos não simétricos. Elas não dão suporte aos movimentos assertivos, se cansam facilmente e se tornam descoordenadas.

A abordagem terapêutica é tornar a estrutura densa menos compactada. Eles precisam reconhecer que podem ter uma relação assertiva sem humilhação, que podem receber apoio sem se apequenar e que ternura não significa manipulação. Os tipos densos testarão o terapeuta, provocando, discutindo e assim por diante, para verificar sob quais condições o terapeuta ficará com raiva deles ou os trairá. Essa estrutura tem um medo horrível de traição.

As estruturas densas pareceriam ser candidatas naturais aos métodos catárticos, exceto que esses métodos não funcionam. A catarse alivia uma pessoa e oferece fuga, mas não muda a forma ou o movimento. Um movimento natural e espontâneo não significa nada, a menos que seja respaldado pela prática.

A estrutura rígida

Nos últimos estágios do crescimento, a necessidade de companheirismo, de compartilhar, dá vazão ao cooperativismo. A criança compartilha e quer contribuir com algo maior do que ela e a família, ao mesmo tempo. Uma criança que procura reorganizar sua relação com a família e afirmar seu jeito natural de fazer as coisas entra em conflito com uma família excessivamente limitada por regras. O caráter rígido começa a emergir. Uma família desse tipo recompensa as coisas feitas "do jeito certo", encoraja a agressão em detrimento da ternura e enquadra meninas e meninos em papéis rígidos de gênero. "Meninos não choram, meninos lutam; meninas devem ser mocinhas, meninas não lutam." Nessas famílias, as crianças aprendem que a cooperação não é apreciada, a recompensa deve ser ganha e as regras familiares devem ser seguidas.

A distorção do amor na estrutura superformada está assentada no conflito entre a vitalidade das forças organizadoras do organismo e a resposta que recebe do exterior. Forma é a relação entre atividade metabólica (sentimento, instinto, desejo, impulso) e ação. A forma do corpo é o continente do sentimento, do metabolismo celular (dentro), e da ação (fora). A ação está diretamente relacionada com a percepção da realidade, isto é, o que existe no mundo. Uma vez que o organismo decide agir, ele adota o seu princípio de realidade. Na estrutura rígida, há um conflito entre sentimento e ação, o desejo de cooperar contra a exigência de se desempenhar de acordo com as regras. A autoassertividade entra em conflito com a ternura, a proximidade com a independência.

As estruturas rígidas favorecem a ação e suas distorções são distorções da atividade — histeria, pensamentos obsessivos, compulsões e a incapacidade de entrega. Acima de tudo, elas querem ser racionais. A palavra que melhor descreve o caráter rígido é controle.

A ação serve ao sentimento, à necessidade ou ao desejo. Os caracteres rígidos podem agir, rigidamente: "Diga-me o que quer e eu o farei." "Dê-me o programa e o executarei." O comentário que se segue pode ser: "Você fez tudo certo, mas não entendeu a intenção do que está fazendo. " E a réplica é: "Não entendi. Tento fazer tudo certo." Internamente, com o passar do tempo, as pessoas rígidas constrangem tanto sua atividade metabólica que não há dilatação que aumente o sentimento.

Forma é uma atividade pulsatória, excitatória, contínua, que se dá a conhecer como sentimento. Sentimento levado ao extremo se torna emoção. A diferença entre um sentimento e uma emoção é que uma emoção é uma ação, um sentimento busca ação. O organismo precisa de emoções para agir. Determinadas emoções e ações idealizadas são chamadas amor.

Numa estrutura rígida, em que o impulso para cooperar depara com regras rígidas de comportamento, o sentimento é retardado, mas não anulado. Esse retardo intensifica a excitação, a imaginação e o impulso. Para reter a ação, o corpo responde com contração ou expansão. Se a contração for dominante, cria-se o sentimento de desespero. Se a expansão for dominante, predominará o sentimento de fracasso.

Os tipos rígidos foram recompensados por sua competitividade, desempenho, independência e autoconfiança. São encorajados a pensar as coisas em voz alta e agir independentemente; eles chegam a ser encorajados a entrar numa rivalidade competitiva. Recebem recompensas somente se seguirem as regras familiares. Sua recompensa é a adoração, a submissão e o apoio material. As estruturas de caráter rígidas têm, em diversos graus, a capacidade de serem autoconfiantes. Elas lutam por isso. Competem intensamente por atenção e, nesse sentido, são narcisistas ou fálico-narcisistas. Seu narcisismo é diferente do das estruturas desmanchadas, porque ele é mais voltado para a realidade, é capaz de suportar pressões, esperar e ter um *self* separado.

O culto ao individualismo gera fálico-narcisismo no homem, e narcisismo histérico na mulher. Ele representa uma estrutura que tem um impulso sexual intenso e capacidade para funcionar no mundo do trabalho. Eles amam o poder e o usam. Sexualidade é necessidade de contato, poder e prazer. Eles rivalizam por atenção, dominação e controle. Quem vai ser o chefe?

A principal dinâmica das estruturas rígidas é ser adorado, admirado, estar no centro, ser responsável, ser dominante. Eles competem por atenção e armam guerras ou conflitos internos com os outros para conseguir isso. Querem ser apreciados pelo seu poder, sua habilidade para se desempenhar e seu controle sobre as forças da natureza, os outros e eles mesmos.

As estruturas rígidas, embora possam ser cooperativas, não são necessariamente íntimas. Eles não querem estar fora do controle, e a ternura ou a sexualidade significam estar fora de controle. O fálico-narcisista e a narcisista histérica são o Príncipe e a Princesa Encantados do mundo, guerreiros e amazonas, se não de fato, certamente na fantasia e na intenção. Eles podem não ser capazes de fazer o que é preciso para obter controle, atenção e adoração, mas esse ainda é o seu desejo. As estruturas rígidas são divorciadas da sua própria ternura. Suas guerras internas e externas começam com crenças culturais: "Um homem não deve ser coração mole." "Este é um mundo cão." O princípio de realidade colide com sentimentos de empatia ou ternura.

A competitividade domina a cooperação nas famílias e no amor. O sexo é excitante e poderoso, mas lhe falta ternura, suavidade e a intimidade que o rígido busca.

As famílias das estruturas rígidas preparam seus filhos para o mundo ensinando-as que o amor tem de ser prático. O amor não é a realidade. Eles dizem: "Eu te amo", o que significa: eu cuido de você, eu me interesso por você, eu compartilho com você, eu preciso de você". Eles não pensam no amor como intimidade e cooperação, mas como um produto.

Os caracteres rígidos têm de merecer o que recebem. "Honre seu pai e mãe, os pais sabem mais, um dia você verá que estou certo." Amor, sexo, divertimento e prazer são delimitados por regras; eles têm de ser merecidos através de um comportamento adequado. A afirmação é: "As pessoas precisam brincar", e não as pessoas são animais brincalhões, e, às vezes, têm de trabalhar.

As famílias dos tipos rígidos são compartimentalizadas. Os membros da família fazem coisas separadamente, mas são reunidos por um membro central, a menos que haja uma tragédia. A tragédia torna-se então o centro do foco. As pessoas rígidas experienciam o mundo por meio de suas ações e, talvez, de sua ideação. O foco está neles mesmos, não nos outros. Há um conflito entre sentimento e ação, ou entre representação e ação prática. Somaticamente, o conflito é o tipo de forma que eles assumem em qualquer momento, a forma de seu *self* individual ou a forma do seu *self* familiar. Os pais deixam as crianças loucas quando lhes impõem restrições demais. Os impulsos cooperativos e ternos das crianças entram em conflito com a necessidade de dominar e controlar dos pais. Os conflitos na forma resultam em: ser macio ou duro, razoável ou romântico. As estruturas rígidas temem o fracasso, o oposto aos caracteres densos, que temem o desespero e a derrota. Numa intervenção terapêutica com uma estrutura densa, o objetivo é dispersar as nuvens de desespero. Os caracteres densos não podem dar sustentação à sua vitalidade; eles precisam de uma estrutura de suporte para superar a dúvida que alimentam ao seu respeito. Um caráter rígido pode suportar a excitação, mas precisa de ajuda para se suavizar e empreender a ação de modo diferente.

Uma visão clínica dos tipos somáticos de caráter

O princípio formativo se aplica a todos os tipos somáticos. Todo os corpos têm um impulso para formar a si mesmos e suas relações com o mundo. O impulso para formar pode ser encorajado ou desencorajado. Um pai ou uma mãe pode criar obstáculos que atravessam o processo formativo, mantêm a criança na condição de bebê e diminuem as relações humanas.

As distorções do amor podem ser agrupadas, clinicamente, nas estruturas *borderline* e narcísicas, que são fracas e inchadas, e nas estruturas fálico-narcisistas, os rígidos e densos. As estruturas fálicas e histéricas são superformadas e hiperativas; elas precisam dominar, agir e se caminham para a histeria. As estruturas densas, superformadas, são hipoativas, em contraste com a superatividade dos tipos fálicos rígidos. Nos tipos colapsados, há uma hipoatividade; no tipo inchado, há uma atividade inflamada. Esses são os padrões gerais.

A inveja e a cobiça são as distorções dos tipos fraco e inchado. A inveja é o sentimento da estrutura fraca ou colapsada, um sentimento de que lhe devem algo que está faltando. A inveja é querer o que não é seu e que você não tem. Uma pessoa que inveja outra quer absorver o que a outra tem, assimilá-lo por osmose. Mas a pessoa grandiosa diz: "Tudo pertence a mim, eu quero isso, é meu, os outros vivem para me preencher." A cobiça é um ato de agressão, querer se apropriar dos recursos de outro para você mesmo. Faz parte do desenvolvimento normal querer ser alguém ou imitar e tomar para si. Os sentimentos são distorcidos quando o foco do funcionamento de uma pessoa se torna o desejo de viver dentro de alguém ou ser preenchido por alguém.

Orgulho e ciúme, os sentimentos associados às estruturas superformadas rígidas e densas, são emoções humanas negativas, mas não são antiformativas. Tais pessoas sentem raiva porque não lhes foi permitido formar uma relação humana.

Os tipos densos se sentem compactados e identificam a si mesmos como mártires; os tipos rígidos se sentem duros e agressivos e identificam a si mesmos como realistas e lutadores. Os tipos porosos se sentem fracos e insubstanciais, e se identificam com o desamparo, enquanto os tipos inchados se sentem inflamados e inflados e se identificam com ser importante, especial e grande. Postos esses sentimentos somáticos, os diferentes tipos formam a si mesmos como vítimas, competidores, ajudantes ou centros de atenção. Na terapia, quando esses padrões são suavizados ou reorganizados, os tipos rígidos sentem sua falta de ternura e a ansiedade que surge por não estar sob controle. As estruturas densas sentem a sua compactação e qualidade explosiva e os tipos inflados, uma falta de forma a partir da qual possam agir. As estruturas porosas experienciam o modo como procuram emprestar do outro. Cada uma dessas situações somáticas oferece a possibilidade de re-formar o modo como o *self* somático é corporificado, pelo menos em algum grau. O poroso pode achar forma, o inchado pode organizar contenção, o rígido pode se suavizar e o denso se expandir.

Uma distorção do amor envolve uma quebra na capacidade de dar ou receber do outro. Cada uma das estruturas somático-emocionais — rígida, densa, inchada, porosa — reflete um modo de dar e receber particular distorcido. As estruturas rígidas expressam o amor com sabor, atividade e desempenho, de acordo com as regras. Sua atividade domina os outros, enquanto os mantém à distância. Os outros são mantidos em estado de sítio pela atividade e dureza do tipo rígido. Relacionar-se com uma pessoa rígida faz com que as pessoas se sintam inadequadas, reprimidas e endividadas, embora sejam incapazes de protestar. Até o que elas dão em troca não é reconhecido, ou é tratado como insuficiente.

As pessoas rígidas buscam admiração como resposta, invalidam a ternura, a suavidade, a receptividade e não permitem que o outro entre. Dar torna-se uma controvérsia, não um partilhar. Como receptor, a estrutura rígida faz de conta que é o doador, mantendo-se ativa ou endurecendo-se para não receber. Fazer pelos outros é modo do rígido amar. Separação é o seu sofrimento.

O modo denso de dar e receber se expressa por uma expansão ambivalente seguida de retenção, uma compressão para dentro e para fora. O receptor sente-se ora abandonado, pela falta de resposta, ora passivo, na esperança de alguma resposta. O receptor sente a impenetrabilidade do doador como rejeição, desaprovação, um comando para se apequenar ou não incomodar. Para levar um tipo denso a dar algo, um receptor pode se tornar inflamado, rígido ou denso, para evitar

52

DISTORÇÕES DO AMOR

Tipo de vínculo	Estágio do amor	Categoria somática	Categoria psicológica	Sentimentos
Dentro	Ser cuidado Bebê, criança pequena	Fraco	Esquizofrênico Borderline	Privado Inadequado Invejoso Faminto Necessitado
Apegado	Ser objeto de interesse Juventude Criança mais velha ou adulto não-formado	Inchado	Borderline Oral-dependente Narcisista	Sem valor Cobiçoso Inseguro Especial
Separado	Partilhar ter intimidade Adolescente ou adulto imaturo	Denso	Passivo-feminino Fálico fracassado	Fracassado Ciumento Envergonhado Orgulhoso
Conectado	Cooperação fazer algo juntos Adulto	Rígido	Histérico Fálico-agressivo Fálico-narcisista	Temeroso Controlador Raivoso

solidão e excitação. Uma maneira de dar dos tipos densos é por irrupções e explosões que inundam o receptor, que então fica desorganizado, inflamado ou enfraquece. Os tipos densos se retêm, fazem uma pausa, se tornam quietos ou irrompem como um modo de dar amor; quando inundados, tornam-se resignados ou desaparecem, como uma forma de receber. Isto resulta numa falta de confiança e num senso diminuído de auto-reconhecimento. O amor torna-se um dever e uma prestação de serviço para obter algum tipo de reconhecimento longamente esperado.

O amor demonstrado pelos tipos inchados pode ser invasivo e canibalístico ou adulador, adorador, inspirador. Os outros sentem-se inundados. Os tipos inchados entram nos outros para jogar fora uma parte deles mesmos que não podem conter. Eles tomam o outro para ser o veículo de seus interesses e o inundam com a sua excitação incontida. A passividade do tipo inchado engana os outros fazendo-os pensar que são queridos quando, na verdade, deseja habitá-los. O receptor é obliterado e se torna continente ou depósito para a falta de contenção própria do tipo inchado. Dar confunde-se com ser varrido ou expelir a excitação. Receber significa ser engolfado e ser apropriado pelo outro. Amar significa viver dentro do outro ou como o outro e envolve uma fusão, um ser uma unidade com o outro, um fluxo sem refluxo. O pulso de dar e receber do inchado é como uma esponja que tem de ser espremida, um corpo dentro do qual o outro deve desaparecer.

Os tipos fracos mostram amor apegando-se. Eles buscam somente quando encorajados, e suavizam e se rendem apenas quando excitados pelo outro. Essa rendição parece suave, mas lhe falta intensidade e consistência, ela míngua rapidamente e lhe parece faltar pulso. A pessoa que está do outro lado se sente como se tivesse sido pouco tocada, como se nada tivesse sido despertado nela e sua reação parece não importar. As estruturas fracas expressam amor por um apreço exagerado. A intimidade torna-se uma forma de trazer os outros para dentro, mas eles têm pouco a dar em troca. Seu pulso para dar e receber é forma seguida de colapso, presença seguida de desaparição.

A terapia formativa não tem um modelo sobre o que as pessoas deveriam visar; mas trabalha com elas para corporificar novas narrativas de vida que vêm dos padrões inatos de juventude, condição adulta e maturidade. O conflito básico é o que está se formando ou se desformando, o que está passando por uma reorganização e o que está tentando aparecer. Isto diz respeito a formas mais velhas, que podem entrar em conflito com formas mais novas. Isto é verdade para crianças, adultos e idosos.

CASOS CLÍNICOS

A partir de que base filosófica um terapeuta tenta compreender uma pessoa que quer ajudar? A partir de que perspectivas as pessoas tentam se ajudar a crescer ou se tornar mais elas mesmas? Tradicionalmente, a psicologia vem lidando com estados psíquicos e egóicos e com sentimentos distorcidos, imagens e idéias. Isto não foi ligado a estados físicos. O corpo é a fonte das dores e dos desapontamentos, o núcleo das preocupações clínicas é o *self* corporificado. Os conflitos estão assentados em padrões somáticos formados em situações afetivas. Na família, aprendemos ou não os elementos essenciais para nos vincularmos. Uma vez que o amor torna-se distorcido, é difícil organizar afeição, assertividade sexual ou intimidade. As estruturas estabelecidas de intimidade e proximidade continuam reproduzindo a si mesmas.

Eu entendo que os conflitos têm por base padrões somáticos formados em situações afetivas. Na família, formamos ou não o padrão somático essencial de afeto e vínculo. Uma vez que o padrão corporal torna-se mal empregado, distorcido, é difícil organizar espontaneamente uma nova afetividade, uma assertividade sexual ou um comportamento de intimidade. As estruturas prévias de intimidade e proximidade com os outros tendem a se repetir, a se manterem no poder.

A terapia tradicional entende as distorções do amor como defesas contra a intimidade instintiva. Ela continua tratando tipos de personalidade contraídas ou espásticas — o rígido, o fálico, o histérico, o passivo-agressivo, o paranóico ou o obsessivo. Ela não reconhece que sentimentos e desejos são padrões de ação e que essas são, na verdade, preocupações mentais. O cérebro é um órgão para formar experiência e completar padrões de ação. Hoje em dia, a maioria dos americanos é bem menos vítima de forças repressivas, tais como a pobreza e pais autoritários. Sem uma repressão emocional e instintiva primária, as pessoas sofrem cada vez mais de uma falta de limites. Elas têm maior tendência para ter personalidades somáticas imaturas — serem infladas, narcísicas, adultos desmanchados. Podem ser conduzidas por imagens de desempenho ou irrupções de impulsos primitivos que não podem conter. Numa cultura repressiva, os clientes se queixam de inibição sexual, falta de auto-expressão e constrangimentos sociais baseados em gênero e classe. Num ambiente permissivo, de abundância, um terapeuta ouve queixas diferentes: incapacidade de sentir, ausência de compromisso, falta de significado, contradição entre desempenho social vitorioso e satisfação interna, problemas de imaturidade.

Todos os problemas emocionais, não importa quais sejam, possuem padrões musculares e de ação concretos. Esses padrões são a preocupação da terapia somática. Os padrões motores estabelecem e mantêm uma auto-imagem. A sensação, o sentimento e os sistemas proprioceptivos mandam de volta toda uma série de percepções que dizem quem somos e como agimos.

Na terapia somática, uma vez que os clientes experienciam como se defendem contra o amor e a proximidade (torcendo a cabeça, o peito ou a pelve, por exemplo), eles podem começar a desorganizar esses padrões. Essa desorganização dá nascimento a uma riqueza de imagens somáticas, sensações, sentimentos e movimentos, bem como a um prazer profundo nos tecidos.

Observações sobre o método de trabalho

Para que uma pessoa experiencie o modo como funciona somaticamente e para alterar sua estrutura, eu uso um método somático-emocional chamado a prática do "Como". Esse exercício usa a habilidade do cérebro para influenciar padrões musculares macro e micro, que personalizam e regulam a expressão. Uma função primária do cérebro é criar padrões de ação, o que ele faz regulando a pulsação dos órgãos, do tônus da musculatura esquelética lisa. Ao organizar a tensão e a amplitude musculares, o cérebro gera gestos emocionais, expressão e identidade. Ao usar essa habilidade volitiva do cérebro, podemos começar a definir e influenciar nossas satisfações. Nossos padrões de ação inatos e aprendidos podem ser mudados, para remoldar o modo como nos comportamos para obter satisfação. Quando começamos a definir e reconhecer nossos padrões organizados, podemos influenciar o modo como agimos sobre nosso desejo e sentimento.

Se eu lhe pedir que cerre o punho, você estará encenando um padrão inato voluntariamente. Ao fechar a mão para dar um murro, você também pode desorganizar o murro e abrir sua mão. Dessa maneira você realizou uma ação inata conscientemente e depois a modificou. Essa é a base do exercício do Como. Esse método organiza uma realidade somática corporal.

O cérebro volitivo tem uma influência sobre nossas posturas sociais e nossos padrões instintivos de re-produção. A prática do Como faz uso dessa função inata, que é uma parte essencial do nosso autogerenciamento. Ela está no núcleo da nossa vida amorosa.

Na qualidade de método somático-emocional, a intenção do exercício do Como é:

1. Experienciar nossa excitação corporal, torná-la mais vívida e disponível conscientemente;
2. Experienciar estados de sentimentos passados e ensaiar novas possibilidades para um *self* pessoal, que possa expressar ternura e cuidado;
3. Influenciar os modos como podemos dar, receber e mostrar intimidade; e
4. Formar um diálogo interno entre o nosso sentimento e nossa capacidade de agir, no sentido de expressar nossos desejos mais profundos.

O método do Como tem cinco passos. Os passos dois e três são chamados sanfona e visam dramatizar a experiência do nosso corpo oculto, emocional.

O **primeiro passo** é o que é dado, a expressão somática da nossa postura emocional e afetiva. É a nossa situação imediata. É aqui que começamos, com o que é. Com o método do Como, nos tornamos íntimos com o modo como usamos nosso corpo interno e externo.

No **segundo passo**, intensificamos fisicamente os padrões emocionais identificados no primeiro passo. Definimos o que quer que esteja presente, fazendo-o mais intensamente, aumentando o tônus muscular. Esse é um ato volitivo que exagera a postura emocional e, assim fazendo, aumenta a amplitude da organização somático-emocional. Por exemplo, se compactamos nosso peito para proteger o coração, somos capazes de ter um sentido melhor do que fazemos e sentimos inconscientemente ao intensificarmos a contração. Começamos a ter uma experiência direta do como organizamos nossa expressão inconsciente. Depois, aprendemos que também podemos organizar uma postura mental volitivamente; ganhamos um certo sentido de autodomínio.

No **terceiro passo**, desfazemos o segundo passo — organizamos menos contração, menos intensificação da postura somático-emocional. Desorganizamos a postura contraída pouco a pouco, passo a passo. Esse fazer não significa "soltar" ou "relaxar". A desorganização é um ato gerenciado, volitivo; é para ser experienciado. Desenvolvemos a habilidade de afetar o comportamento que fizemos inconscientemente. Desorganizar também é uma parte do diálogo interno entre corpo inconsciente e corpo consciente.

O **quarto passo** é um lugar e um estágio interno em que refletimos sobre novos papéis e expressões. No passo quatro, esperamos pelas nossas próprias reações. Estamos sem forma, vulneráveis e temos menor prontidão para agir.

O **quinto passo** é a re-formação de um *self* pessoal, o momento em que praticamos as soluções do conflito no mundo social. É aqui que aprendemos a dar de nós mesmos, a dar corpo a novos sentimentos.

A seqüência do exercício do Como ensina-nos como trabalhar com os nossos sentimentos nas situações de vida em que nos encontramos. A sanfona (passos dois e três) — intensificar nossos atos e, depois, desintensificá-los — nos dá a capacidade de congelar o quadro dos nossos movimentos, desorganizá-los e re-formá-los. Nessa prática, criamos e desenvolvemos um diálogo somático interno sobre como amar.

A prática do Como, nas suas diversas fases, é uma reprodução consciente do processo de corporificação inconsciente. Na prática do Como, os passos dois e cinco estão a serviço de dar e se presentificar. Os passos três e quatro estão a serviço de receber.

Martha Graham escreveu que aprendemos praticando, quer a dançar, quer a viver. A realização de um conjunto de atos assume a moldagem de uma aquisição. Dar e receber também demanda prática. Essa prática organiza o nosso corpo e seus padrões do como amamos.

Lars

Lars era um homem robusto, parecia-se com uma árvore em perpétuo movimento. Ficava se embalando e balançando o tempo todo, mas conseguia estar sempre no mesmo lugar, plantado. Ele entrou na sala como um zagueiro. Era um homem alto, mesomórfico, sempre pronto para a ação, até quando não era necessário. Seu corpo desengonçado, compacto e denso apresentava braços compridos e um torso curto e quadrado, com um abdômen retesado. Sua pelve empinada com pernas compridas davam a ele a pose de um guerreiro. Ele oscilava entre a empatia e a competição combativa, entre o cuidar e o explorar, entre a grandiosidade e a inferioridade.

Lars sentia-se ameaçado quando não era o centro das atenções. Quando os outros perdiam o interesse por ele, ele experienciava abandono e isolamento. Agia para ganhar atenção, criando a imagem de um homem grandioso, o sujeito que é interessante.

Quando trabalhamos juntos, Lars quis se fundir a mim, submetendo-se e me atribuindo uma importância demasiada. Ele queria que eu lhe dissesse o que significava cada coisa. Sua insegurança era um paradoxo diante de um homem tão forte, de aparência segura. Continuou me falando do bem que eu lhe fazia para lidar com seus problemas, o quanto estava deprimido e confuso. Tentou me engrandecer apequenando-se.

Lars comprimia a parte superior do seu corpo para dentro da pelve, como se estivesse tentando se encolher. Essa atitude encolhida era sua maneira de idealizar o pai. Ele se fez pequeno para que seu pai pudesse ser grande. Lars sentia-se insignificante; seu lugar era ser submisso. A postura de agradar encolhendo-se era a postura corporal do vínculo pequeno-grande. Lars pensava que dava mostras de cuidado e amor fazendo-se pequeno.

Ele negava sua própria condição adulta contraindo o pescoço, que organizava uma postura rígida obediente. Sua cabeça assentava-se sobre um peito afundado, que não podia inflar. Ele queria que o outro reagisse à sua deferência com preocupação, apreço e interesse.

Lars procurava ser cuidado fazendo dos outros o centro das atenções, por meio de lisonjas e uma generosidade insincera. Seu padrão era formar um vínculo em que fingia se preocupar e se interessar. Ele formou esse vínculo pelo desempenho e subserviência. Se não tivesse sucesso ganhando atenção, ficava desapontado e deprimido, e então se sentia um fiasco.

O corpo forte de Lars lhe dava a habilidade de ser corporal. Ele usava essa força para vincular-se com os outros. Tentava vincular-se emocionalmente fazendo pelos outros. Queria ganhar afeição pelo seu desempenho, mas também se ressentia por ter de estar à disposição. No entanto, essa era a única maneira que conhecia de usar a si mesmo para ter relacionamentos. Seu pai cuidou dele dando apoio, alimento e uma presença invisível. Não tinha um interesse real por Lars e não queria assumir nenhuma atividade com ele. A mãe sentia admiração e medo do pai-marido e submetia-se ao seu desejo de ser idealizado. Era o primeiro a ser cuidado e atendido. Se o pai estivesse fora, a mãe dava atenção a Lars, mas o abandonava à primeira aparição do marido.

Lars formou relacionamentos ficando do lado de fora das comunidades e famílias dos outros. Ele se apegava a essas posições à margem, ansiando por entrar. Seu estilo era fazer demais, ser superativo. Seus sentimentos não importavam, desde que fosse reconhecido e os outros sentissem seu apego. Este comportamento de servir, que era inconscientemente humilhante, tinha o sentido de aliviar os sentimentos de desespero e inutilidade que vinham de seus padrões somáticos de encolhimento. Além disso, ele obtinha um sentido de pertença e uma estrutura somática interna que era, no entanto, cheia de sofrimento. Sua realidade somática era um sentimento de inadequação.

Sua estrutura densa, externa, pseudo-adulta, sustentava sua imaturidade interna e se aprofundava num corpo pequeno. Era obsessivo ao agir como se fosse o que seu pai queria que ele fosse, isto é, insignificante, e também em ser como seu pai — importante.

Lars era uma pessoa densa, com um *self* pessoal não formado, inchado, inflado. Ele era invasivo e incorporador como uma maneira de ter um interior. Esses padrões se formaram a partir do modo de sua família cuidar e se importar com os outros. Eles tinham um idealismo social, certa preocupação com a condição humana, mas não partilhavam de qualquer interesse pessoal ou intimidade com outras pessoas. Esperava-se de Lars que ele fizesse uma *performance* e trouxesse emulação. Sua sensação de crescimento era de que ele sempre desapontava os pais e os incomodava.

Ele se sentia indesejado, não reconhecido e não validado. Vivia como um estrangeiro, como se não tivesse existência corporal ou emocional. Nem ele, nem o pai ou a mãe tinham existência corporal. Eram só idéias e nenhum contato, o que resultou numa experiência de si mesmo como desincorporado.

59

Ele tinha fome de afirmação emocional de pertença. Sentia-se isolado, sabendo que na sua família somente o pai era o centro das atenções.

O dilema de Lars, assim, surgiu de uma família que cuidava dele, mas na qual não havia interesse ou compartilhar e absolutamente nenhuma lembrança de intimidade ou aventuras cooperativas, tais como férias familiares. Lars era uma pessoa com corpo, cérebro e habilidades para imitar um adulto. Ele formou uma espécie de corpo social externamente adequado, mas não havia um *self* pessoal dentro; era uma pessoa subformada. Precisava agradar, explorar ou servir os outros. Esse padrão humilhante de servir se formara por causa da falta de interesse que lhe era apresentada. Esperava-se dele que cuidasse e agradasse o líder.

Trabalhando com Lars, comecei a desorganizar sua densidade, sua defesa contra ser usado. Um campo de excitação emergiu entre nós, um pulso de sentimento e pensamento que eu espelhava para ele. Suas respostas corporificadas permitiram que ele desorganizasse seus padrões de grande-pequeno. À medida que se reorganizava, afirmou seu poderoso corpo mesomórfico e seus impulsos inatos para cooperar, enfrentando seu medo e sua ignorância da intimidade. Ele veio a entender que sua herança genética, sua capacidade de agir, eram minadas pela indiferença do pai.

Passo a passo, conforme desorganizava sua densidade e seu auto-centramento escondidos, Lars viu que sua família não podia corporificar intimidade ou esforços cooperativos. Eles sabiam como sustentar uma forma social, mas não como fazer crescer uma identidade somático-emocional. Observei, e Lars experienciou, seu adulto externo denso como uma tentativa de obter recompensas adultas, sem qualquer conexão com a intimidade do corporal.

À medida que o campo entre nós continuou se aprofundando, Lars organizou seu próprio sentimento, que lhe deu uma experiência corporal de seu próprio interior e uma experiência mais clara do seu valor. O estabelecimento de um vínculo comigo permitiu que ele se separasse e cooperasse em formar não apenas a sua identidade, mas também um empreendimento cooperativo: o trabalho de formar uma relação adulta comigo, que conduziu a formá-la com outros. Ele então se apercebeu de que todos os seus outros relacionamentos falharam porque ele não podia formar interesses reais ou um sentido de intimidade com os outros. Compartilhar pequenas partes de minha vida ou dar respostas diretas a ele forneceu a Lars a parte que faltava no processo de compartilhar e ser compartilhado por alguém. À medida que o seu *self* não visto começou a fazer uma moldagem somática, Lars fez sua aprendizagem básica do interesse e o compartilhamento da sua forma subjetiva interior, a base do amor.

Hannah

Hannah veio de uma família religiosa repressiva, em que o auto-sacrifício e a obediência eram as regras do amor. Seu pai, uma pessoa mesomórfica, dominadora e rígida, um homem "movido por regras", literalmente. Ele impunha obediência e atenção pelo silêncio, fazendo com que os outros esperassem pela próxima ordem. Ela experienciou esse silêncio com medo. Ele mandava, não pedia. Fazia contato governando. Seu modo de mostrar cuidado, interesse e intimidade era reforçar as regras de sobrevivência e os valores sociais.

Hannah era a mais velha de três filhos. Seu tipo constitucional era uma combinação de mesomórfico com ectomórfico. Era alta e estreita, quadrada. Tinha uma cabeça redonda com enormes tensões nos maxilares, no pescoço, na garganta, no peito e nas pernas. Dava a impressão de ser determinada, mas na verdade era fragmentada, indo para duas ou três direções ao mesmo tempo. Para ela, amar era um trabalho, um esforço, uma devoção. Tinha uma tendência ectomórfica para ser alerta e servir. Seu dado constitucional era distorcido pela insistência em servir os outros.

Os ectomórficos vivem com uma inundação de sensações, que procuram conter na superfície. Os incitamentos viscerais, que inibem ou negam, podem ser especialmente ameaçadores. Essa combinação de excitação superficial e inibições viscerais faz com que seja difícil para eles cuidar dos outros e fácil para os outros absorvê-los.

A constituição ectomórfica de Hannah a predispunha a ser somaticamente porosa. Ela conseguia conquistar um sentido de corpo quando se contrapunha às tensões e limites das outras pessoas. Em troca, dava *insight* aos outros e um sentido de estar com eles de dentro para fora.

Ao ar de sinceridade de Hannah se contrapunha um andar frouxo e sem contorno. Ela era frágil e parecia fraca; o aspecto reservado não podia esconder sua aparência quebradiça e dependente. Essa porosidade era compensada por ossos rígidos e um olhar aberto, desfocado. Sentia que precisava se fixar na outra pessoa com os olhos. Temia que um olhar vago fosse visto pelos outros como falta de interesse, ou sentido por ela mesma como uma perda de contato e direção. A sua necessidade de se agüentar era uma maneira de eliminar a excitação e fazer contato sem abrir mão do controle. Hannah mantinha o controle por meio de uma atenção obsessiva a detalhes e travando os músculos nos dedos das mãos, dos pés, a garganta, os braços e as nádegas. Toda a tensão na parte superior do corpo era uma tentativa de se agarrar. Sua atividade era essencial para evitar a solidão e ilustrava a necessidade excessiva de fazer os outros felizes. Ela mostrava cuidado, preocupação e devoção dando atenção.

Hannah se apercebeu de que era como a mãe, que sempre pedia aos outros para lhe dar apoio e ser seu dentro. Ela incorporava Hannah para mantê-la por perto. Essa invasão por parte da mãe fez com que Hannah temesse ser uma propriedade.

Hannah sentia-se inadequada frente às demandas da fisicalidade mesomórfica de seu pai. Sua capacidade de ser atenta se enfraquecia pelas demandas excessivas do pai para fazer, andar, trabalhar. Sua falta de vitalidade desapontava o pai. Porque a mãe era incapaz de reconfortar e ser responsiva ao marido, o papel foi delegado a ela. Hannah se tornou a consorte do seu pai. Seu dilema era como cuidar dos outros e, ao mesmo tempo, cuidar de seu próprio adulto pessoal. Ela foi usada para mascarar o corpo fraco e rígido da mãe e sua falta de fisicalidade.

Sua mãe procurava mudar seus próprios sentimentos de inadequação fazendo com que sua filha agisse por ela. Nesse sentido, a mãe usava Hannah como seu próprio corpo e como uma confidente para o pai. A mãe insistia para que Hannah realizasse tarefas para seu marido, como fazer-lhe companhia. Essas atividades eram apresentadas como se fosse para o bem de Hannah, que estava, na verdade, cuidando da mãe e mantendo a família unida sendo atenciosa com o marido de sua mãe. Era uma maneira de a mãe transformar a necessidade da jovem adulta de compartilhar num ato de servir.

A rigidez de Hannah era uma tentativa de se proteger contra a vitalidade impositiva do pai e a invasão da mãe. A rigidez também lhe dava uma forma, para se separar e, de algum modo, se independer. Amar ou ser amado era devotar-se, servir, dar, apreciar e ser uma companhia. Hannah não tinha qualquer idéia de que outra pessoa pudesse cuidar de seus interesses ou se preocupar a respeito de suas necessidades intelectuais. Ela implorava por ternura e aprovação. Evitava a proximidade por medo de ser pega na armadilha das necessidades de outra pessoa. Tinha ilusões românticas de ser descoberta por uma pessoa secreta que a salvaria. Sua fantasia de contato era um anseio de reconhecimento.

Essa tendência para servir os outros fez de sua vida amorosa uma provação. Seu pedido secreto de ser apreciada a preencheu de um ressentimento que quase acabou com o seu casamento. Sua insatisfação era a de um adolescente não-formado que não pode dar a si mesmo com gosto, só servir. Ela não podia receber sem uma sensação de dever e culpa.

Ao trabalhar somaticamente, Hannah desorganizou seu padrão de agarrar-se e autodepreciar-se. Começou a experienciar que dar e receber, até tomar, poderia não ser um dever. O contato se tornou um pulso de proximidade e distância. Seu lado mesomórfico foi capaz de se comprometer com seus próprios interesses, dando-lhe alegria na ação dirigida a si e aos outros. Ela pôde compartilhar isso com seu marido e filhos sem medo de ser esmagada ou usada.

À medida que Hannah reorganizou sua rigidez, um pulso interno se transformou numa camada coerente, que a mantinha inteira e em contato. Sua forma somática começava agora a surgir de um calor visceral, não da hiperatividade. Ela podia estar separada e ser terna ao mesmo tempo. Podia corporificar os interesses e calor dos outros como algo que ambos estavam interessados em ter. Começou a experienciar uma maneira separada, independente e conectada de existir.

Ao trabalhar com Hannah, não a deixei ser meu adulto. Interrompi suas tentativas de me agradar. Em vez disso, afirmei sua maneira ectomórfica de mostrar cuidado. Ela era atenta ao trabalho que fazíamos juntos e isso lhe deu estrutura. Sua atitude atenta e investigativa deu-lhe uma forma corporal mais adulta. Hannah havia feito contato anteriormente, em investidas curtas e atentas. Ela sustentava o contato de modo breve, mas intenso. Era íntima compartilhando a si mesma e entrando nos interesses da pessoa. À medida que continuamos trabalhando somaticamente, ela pôde deixar que alguém se aproximasse e ela o acompanhasse, ficasse com ele de um modo mais físico. Essas formas de contato serviam ao seu *self* mesomórfico.

Seu adulto constitucional era um coletor inato de impressões e sensações, que ela formou numa gestalt de significado e ação, uma forma primária de vínculo. Por natureza, estava investida naquilo que queria ser, em vez do que devia ser. Era maravilhosa com as pessoas que precisavam de opiniões e orientações dadas de modo personalizado. Gradualmente, ela pôde estar com os outros sem servi-los. No seu casamento, cada membro se tornou uma entidade separada, seu marido e filhos, e cada um tinha uma intimidade especial com ela.

Seu combinado mesomórfico-ectomórfico incluía agora suas necessidades social, instintivas. O trabalho com o seu padrão somático, desfazendo as contrações que a comprimiam e a cindiam do seu próprio adulto interior deram surgimento a um pulso visceral que se tornou uma referência de como ela se corporificaria com os outros. Ao apoiar seu próprio adulto interior, ela pôde organizar a intimidade que lhe deu uma base para o seu *self* somático.

Rebecca

Rebecca era notável por estar presente sem quaisquer expressões que a distinguissem, exceto um sorriso de aquiescência desarmante. Sua espinha era rija e o pescoço estava colocado de um modo que parecia expressar dignidade e autodomínio mas que, olhando de mais perto, era uma organização superficial dos músculos. A função dessas tensões somáticas era protegê-la contra o vazamento ou o desaparecimento dentro das pessoas do seu ambiente.

Endomórfica, Rebecca tinha uma forma de pêra, com pelve e abdômen salientes, estreita nos ombros e com um rosto grande, em forma de lua. Havia um distanciamento que fazia com que parecesse inacessível; entretanto, sua forma redonda, macia, era convidativa. Rebecca disse que estava sempre se defendendo de ceder às suas fomes ou perder seu corpo. Ela emanava um convite para ir até ela.

Rebecca tinha 40 anos e nunca havia tido uma relação séria com um homem. Ela acusava os homens de sua vida de serem imaturos. Reconheci seu próprio corpo não-formado e perguntei a mim mesmo se não estaria projetando sua própria imaturidade. Sugeri que ela não sabia como conter seus sentimentos e seu *self* adulto. Ela se queixou de que os homens não reagiam às suas tempestades de fome. De fato, ela os abandonava quando havia fortes solicitações de respostas emocionais ou físicas. Rebecca disse que queria ser tratada como se fosse especial, mas uma atenção desse tipo a deixava ressentida e lhe dava uma sensação de dependência indesejada. Ela não via que seus desejos incontidos e sua postura sedutora afastavam os outros.

Investigando sua relação emocional e corporal com a família de origem, descobrimos que o corpo da mãe a desagradava intensamente e que evitava contato com ela. Ironicamente, Rebecca experienciou a si mesma como sendo parte de sua mãe, absorvida dentro dela. No nosso trabalho, também descobrimos que a mãe de Rebecca não gostava de seu próprio corpo e suas exigências. Rebecca sentia que sua mãe era hostil à sua estrutura, semelhante à dela. Ela intuía uma competição entre ela e a mãe, pelo lugar de especial. Sua mãe tinha ciúmes da vitalidade jovem de Rebecca e era hostil aos seus apetites.

Rebecca veio a se aperceber de que sua mãe a usava como confidente de seus próprios sentimentos negativos pelo pai de Rebecca e pelos homens, em geral. O interesse de sua mãe por ela não era somente tentar e fazer dela o que ela mesma não poderia ser, uma mulher profissional, mas também usar Rebecca como um conhecimento para seus sentimentos negativos sobre seu próprio corpo.

Essa é a descrição de uma relação em que o cuidar é forte e o interesse é dissimulado como bem-estar da criança. No entanto, o interesse da mãe trabalha para manter uma relação exclusiva entre ela e sua filha, de modo que apenas a mãe possua a filha e a mantenha como uma mulher não-formada. E isto é, de fato, o que aconteceu.

Este apego, esta fusão do corpo de uma pessoa com o de outra, como entre Rebecca e sua mãe, é uma forma de se impedir a ansiedade evitando a separação. Essa é a expressão de uma relação sem limites, endomórfica. Qualquer separação era uma ilusão e uma postura de independência treinada. A fusão entre as duas era chamada de intimidade, mas excluía os outros, eram dois sendo um.

O apego das duas é uma distorção do interesse e da intimidade. A necessidade de compartilhar, de ter uma intimidade para a formação do seu adulto por parte de Rebecca era distorcida pela mãe. Quando Rebecca compartilhava de suas intimidades, sua mãe as usava para manter um sentimento de que elas eram um só corpo. Rebecca foi levada a crescer dentro do tipo de mulher que era sua mãe. Foi treinada a ser devotada a sua mãe. A traição que Rebecca sofria é que seu *self* somático, instintivo e pessoal nunca teve a oportunidade de se formar. Rebecca era como uma virgem: descorporificada e desamada, possuída por uma preocupação e um interesse de outro *self* centrado nele mesmo.

Por meio de uma série de exercícios somáticos, Rebecca foi capaz de experienciar intensamente sua estrutura não-formada e a extensão em que estava mesclada à sua mãe. A experiência de Rebecca do seu próprio corpo revelou que seu fiasco com os homens estava conectado ao seu adulto não-formado. Ela também transmitia uma solicitação muda para que os homens se comportassem como sua mãe, quer dizer, a tratassem como especial e fizessem dela uma parte deles mesmos.

Pelos exercícios somático-emocionais, Rebecca foi capaz de fortalecer sua forma endomórfica. Conscientemente, com intenção volitiva, ela começou a fazer um continente para si. Com esse ato formativo interno, uniu seu cérebro e seu corpo. Mobilizou sua função mesomórfica, assertiva. Começou a dar conta de uma forma em situações que experienciava, anteriormente, como colapso. Por essa prática, ela alterou as dinâmicas do como se relacionava com a mãe e com os homens. Sua postura de estar presente a enraizou no seu corpo com segurança. Ela ganhou um *self* pessoal.

Ao formar uma capacidade para se presentificar, ela pôde experienciar o que significava receber e dar. Começou a aprender a dar a partir do seu *self* somático, bem como receber o corpo de outro. Rebecca começou a se manter separada e assumir atividades, para estar com os outros sem ter de pedir silenciosamente para ser especial. Ao formar uma habilidade para se presentificar somaticamente, ela ganhou uma experiência do que significava receber e estar numa realidade corporificada.

Max

Max era um guerreiro voltado para a ação, um dominador, que queria ser visto como herói. Tinha, no entanto, um lado não-formado que dominava sua personalidade, um *self* impulsivo endomórfico que causava um grande sofrimento à sua vida amorosa e profissional. A estrutura somática de Max, inchada e densa, era o resultado de dinâmicas nas quais, quando jovem, tinha sido sistematicamente insultado porque seu pai era incapaz de aceitá-lo — uma aberração dos estágios do cuidar e importar-se. Seu caráter somático era incapaz de dar suporte ao seu *self* corporificado e ele era forçado a usar outras pessoas para ter um *self* somático. Na terminologia somática, uma personalidade *borderline* oscila entre duas identidades: sua forma instintiva, impulsiva, inconsciente, o *self* que precisa ser objeto de interesse, e seu impulso para ser independente, ter seu próprio corpo.

Embora as novas psicologias do *self* descrevam minuciosamente o caráter *borderline* e suas relações objetais, elas negligenciam a vida do corpo no processo de formação do *self*. Não conseguem ver que o adulto somático é moldado pelo modo como recebemos e damos amor. O amor como cuidado, compartilhar, ter interesse por e trabalhar junto são processos somáticos que formam a mente do sujeito e suas relações. Ou seja, uma pessoa em crescimento forma um *self* de sentimento somático à medida que forma um vínculo corporificado com o outro, e à medida que o outro forma um vínculo com ela. Isso se constitui no contexto de sua psique. A pessoa inchada irrompe, com seu *self* não-formado, impulsivo, estilhaçando o adulto denso, externo.

Max era de estatura baixa, um homem-touro de 33 anos. Procurou-me porque estava fora de controle, com ódios e fantasias assassinas. Atuava esses ódios com sua mulher e filha. Esses ódios negros foram aumentando progressivamente por alguns anos, depois de um incidente de traição. Ele estava bebendo muito, sentia que seu trabalho, assim como seu casamento, estavam se deteriorando, e estava ficando progressivamente fora de controle.

Fisicamente, Max era atarracado e vigorosamente animado. A partir de uma observação mais detalhada, percebi que essa vivacidade se restringia à parte superior do corpo, boca, braços e mãos, que se moviam numa espécie de movimento perpétuo. Esse homem denso, compacto, tinha profundas contrações no pescoço e nos maxilares, e espasmos musculares nos olhos que os deixava protuberantes. Seu peito era puxado para baixo e comprimido, seu abdômen era sugado para dentro e puxado para cima. Parecia cuidadoso e invulnerável. Respirava como a batida de um pistão curto. Max era loquaz, com um rio perpétuo de queixas contínuas, pelas quais chamava a atenção sobre si.

Eu ressoei com a sua vitalidade, a intensidade poderosa do seu conflito e a sinceridade de sua luta. Senti que Max era uma pessoa não-formada, uma pessoa cuja moldagem interna não poderia ser moldada pela sua vitalidade e intensidade.

A construção poderosa de Max era o resultado de uma vida de trabalho duro, de operário da construção civil. Na realidade, no entanto, a estrutura de Max era rígida, imóvel e inflexível. Ele se movimentava de certa forma como um tanque leve, investindo para frente como que para abrir sulcos em algo ou alguém. Essa investida se fazia acompanhar de um apontar contínuo dos dedos, como que para enfatizar a sua sinceridade. Ele insistia em que os outros o levassem a sério, já que não acreditava nele mesmo nem nos outros. Seus movimentos desajeitados, quase descoordenados, eram acompanhados por uma contração puxada para dentro, que espessava toda a frente, encouraçando sua superfície frontal vulnerável. Suas costas arredondavam-se num semicírculo de tiras massivas, como que para se enfeixar a si mesmo. Um segmento cabeça-pescoço encurtado, condensado, fazia com que parecesse que ele não tinha pescoço, ou que ele era comprimido para baixo. Ele se compactava numa massa sólida sem pescoço, cintura ou lugares naturais que permitam a diferenciação da pelve, da cavidade torácica, da cabeça e suas pulsações separadas. Essa forma somática era uma estrutura emocional densa que protegia Max de sua própria excitação interior não-formada e de sua necessidade desesperada de ser atendido.

Max era um caráter denso, dirigido pelos impulsos, com um núcleo não-formado e oscilações de humor que eram auto-engrandecedoras. Na minha linguagem, Max era denso e inchado, instável, subformado e grandioso. Faltavam-lhe membranas somáticas para conter a si mesmo e construir limites. Embora Max tenha sido cuidado, quando criança, nos termos do seu bem-estar, alimentação, vestimenta e escolaridade, faltavam cooperação e intimidade à sua família. Max experienciou rejeição, abandono e uma ausência de respostas por parte de sua família muito cedo.

Ele tinha suspeitas ferozes e projeções paranóicas, e mal conseguia distinguir entre sua necessidade de segurança e as necessidades das outras pessoas de ficar fora dele. Quando os outros eram distantes ou reservados, Max sentia-se rejeitado. Ele respondia com confusão, perguntando: "O que há de errado?" Observava cada gesto que os outros faziam, procurando um sinal de aprovação ou desaprovação. A parte superior de seu corpo, pescoço, cabeça e olhos eram tensos, um padrão de susto e enrijecimento que parecia dizer: "Você vai se interessar por mim, me humilhar, não reagir ou me dizer que sou louco?" Sua excitação vívida era uma tela para sua ausência de motilidade e expressão. A excitação na parte superior do seu corpo agia como uma válvula de escape, criando uma névoa para envolver os outros, mantê-los interessados e prender sua atenção, enquanto tentava invadi-los. Se se sentisse rejeitado ou incompreendido, o fluxo de excitação de Max poderia se tornar desrespeitoso ou violento, de uma hora para outra.

A postura externa de Max era máscula, briguenta, do malandro das ruas, defendida contra o mundo, um traje falsificado de impenetrabilidade. No entanto, a verdade é que esse traje de ferro o mantinha unido, pois ele era excessivamente sensível e se machucava facilmente, por causa de um sentido frágil de seu controle próprio do corpo. Isso levou a um problema duplo: uma imagem fraca do corpo e um sentido de automanejo inadequado.

Para Max, a intimidade e a humilhação andavam juntas. Embora ansiasse por receber e ser acolhido, temia igualmente a submissão e a passividade. O conflito básico de Max era ora estar nele mesmo, contraído, comprimido e pequeno, ora estar fora dele mesmo, explosivo, inchado e inflado. Essa condição era semelhante à infância de Max, quando ele procurava contato e caía no vazio e, então, se contraía violentamente. Era como se os músculos cardíacos de Max fossem espessados, um espasmo arteriosclerótico que havia ficado denso com a congestão. Esta rigidez produziu uma construção constante de pressão interna, que explodia regularmente em fúrias excitatórias, destrutivas. Seus rompantes constantes o capacitavam a entrar nos outros, derrubar seus limites, invadi-los, habitá-los. Já que Max não conseguia viver nele mesmo, acusava os outros de mantê-lo do lado de fora e traí-lo.

O pai de Max desapareceu quando ele tinha 3 anos e voltou quando tinha 11. Atribuía seus sentimentos de rejeição ao nascimento de sua irmã, que ocorreu quando Max tinha 14 meses. Sua necessidade de contato e resposta era obscurecida pelas solicitações da sua nova rival. A fúria era, na verdade, a resposta à sua solicitação de ser objeto de interesse.

Senti sua luta por maturidade e sua tentativa de obter reconhecimento, que se escondia sob a violência, a assertividade mal colocada e a autodesaprovação. Em algum lugar dentro dele havia uma generosidade possível de força vital e até um impulso para compreender e ressoar com o outro. Ele ansiava por compartilhar a si mesmo e ser atendido, e quando isto acontecia, ele "se sentia calmo".

Max precisava ver as mulheres como bem organizadas, corajosas, espertas e realistas. Quando elas não davam conta desses ideais, tornava-se raivoso,

6 7

para esconder o susto. Já que não tinha a sensação de compartilhar sua mulher adulta, evitava os homens, percebendo-os como aqueles com quem se sentia pequeno.

O sentido de realidade de Max era exacerbado por sua inflamação interna, sua solicitação de ser especial. Ele projetava essa excitação nos outros como um modo de estar dentro deles. Então sentia-se ludibriado quando não lhe devolviam a sensação de corpo de que precisava: uma mulher adulta fortemente realista, responsiva e interessada, e um homem receptivo e não rejeitador, a quem poderia pedir que lhe dessem limites e forma. Embora fosse exibicionista, Max tinha medo de se expor. Esse medo estava enraizado no seu torso denso. Essa incapacidade de se expandir era o resultado da vergonha, uma projeção contra a humilhação, um medo de estar só e abandonado no mundo. Ele associava as pulsações da sua garganta e peito com o anseio, e isso aumentava seu sentimento de ser desamado.

A densidade de Max era uma defesa contra o desejo e a intimidade, e ela entrou em conflito com sua camada inchada, seu lado não-formado e inflamado. Às vezes, esses lados estavam dissociados um do outro. Outras vezes, funcionavam na guerra principal entre se reter e explodir.

Uma estrutura densa quer se solidificar e se contrair para evitar a expansão. É um mecanismo que nega a existência. Os tipos densos são fálicos fracassados ou atrofiados; eles bloqueiam o foco, a penetração, ser ou fazer. Toda a excitação do impulso, do sentimento e do pensamento está embotada. Eles têm uma mentalidade de barricada. Os tipos densos sentem o anseio de serem livres e expansivos; no entanto, se mantêm pequenos, contidos e hesitam entre o isolamento e o apego. Seu contato não é nem próximo nem distante dos outros. Eles cortam a si mesmos pelo medo. Atacam de vez em quando, mas habitualmente explodem, depois desabam e pedem desculpas. Já que não podem dar conta da sua auto-imagem somática ideal de desempenho e dominação, a ironia se torna o seu estilo de vida, o pessimismo seu sentimento.

Uma estrutura inchada, por outro lado, é não-formada, um líquido peristáltico em vez de uma pulsação formada, que assume qualquer forma que preencha, um camaleão. Enquanto as pessoas densas são demasiadamente comprometidas com estruturas e rituais, os tipos inchados não têm compromisso com uma forma estável. Eles existem somente para estar nos outros e tomar sua forma. Ao ser o que desejam de pessoas importantes, eles não têm uma estrutura sólida nem um centro. Enquanto as pessoas densas são superformadas, as pessoas inchadas não são formadas. São pessoas infladas, inflamadas. Esse é um dos pontos básicos de se projetar nos outros para ser corporificado. Elas ocupam os outros e insistem em que são eles. Esse modo de ser no mundo oscila entre emprestar forma e não ter forma, entre buscar ser corporificado e ser incapaz de formar o próprio corpo, entre *performance* e negação, incorporação e rejeição, explosão e depressão. A pessoa inchada precisa incorporar os outros para ter uma forma interna: mas a pessoa densa se sente expelida, sente que se livraram dela. Assim, uma contradição interna poderosa resulta entre receber e empurrar. Associei o *self* não-formado de Max à sua camada endomórfica, visceral. Ele negava e mantinha em segredo seu *self* interno, social, esfomeado. O corpo mesomórfico externo de Max e sua imagem guerreira estavam em luta contra as pulsações não-formadas dos órgãos viscerais.

Ao trabalhar com Max, nos confrontamos com vários problemas ao mesmo tempo: ajudá-lo a aprender a gerenciar seus impulsos, ajudá-lo a suavizar sua densidade sem perder os limites e sem fugir pela ação, e crer que, por meio dessas interações, ele organizaria um *self* adulto. Eu queria que ele tivesse um *self* corporificado, um chão, mas eu não queria encorajar sua necessidade de estar no centro das atenções, constantemente. A tarefa era reorganizar seus sentimentos profundos de tristeza e desespero, o sentimento infindável de um futuro negro contra o qual lutava. Esses problemas eram enormes.

Já que a estrutura mesomórfica densa de Max e o seu corpo endomórfico não-formado indicavam distorções nos estágios de ser objeto de interesse e compartilhar, para mim era importante tratá-lo com justiça, reconhecer sua individualidade sem tratá-lo como alguém especial, lhe dar limites e não humilhá-lo, não envergonhá-lo, nem apequená-lo ou torná-lo muito grande. Meu objetivo para Max era desenvolver um sentido de como gerenciar a si mesmo. Para ensiná-lo como regular suas ações motoras, comecei fazendo-o abrir e fechar a mão e diferenciar entre uma mão aberta, uma mão que bate, uma mão contida e um punho fechado. Por esse exercício, Max começou a fazer uma conexão entre o estado de alerta cortical cognitivo, a ação muscular reflexa e a expressão emocional. Depois, me concentrei em ajudar Max a inibir o seu impulso para bater ou arrebentar. Ao desorganizar parte do padrão de arrebentar, de bater, ele poderia tolerar, organizar e conter sua excitação não-formada e sua raiva. Isto o capacitou a formar outras expressões e lhe deu um sentido mais adulto de si mesmo.

Entramos numa série de exercícios tanto para expandir quanto para conter seu modo diminuído e exagerado de expressar a si mesmo. Coloquei Max praticando a organização e desorganização de padrões de expressão emocional tais como estar de mau humor, gritar e se retrair. Em todos esses exercícios somáticos, meu foco era ajudar Max a diferenciar entre organizar uma estrutura mais adulta e desorganizar a estrutura infantilizada. Max começou a se identificar com a forma da sua pulsação interna — onde era sem limites — e aprender o modo como tolerar a própria intensidade e expressão sem explodir. Quando identificasse sua pulsação interna e começasse a tomar posse do seu estado interno e dos seus sentimentos, poderia estabelecer certa autoregulação natural e então começar a reconhecer o modo como distorcia suas emoções, suas necessidades e as manifestações do seu comportamento. Poderia então desorganizar esses padrões emocionais fixos e criar uma expressão mais apropriada.

A aprendizagem motora organísmica-emocional está no centro da fundação do crescimento de um ego somático e de uma identidade. O "eu" forma uma identidade adulta por meio de sua função de auto-regulação, gerenciando as vias de expressão muscular que satisfazem à necessidade de alguém e formam um *self* somático social. À medida que Max aprendeu mais a respeito de organização e auto-regulação, ele aprendeu a interagir sem fazer de si mesmo alguém especial nem desprezar os esforços das outras pessoas. Organizar uma identidade somática adulta e assumir o seu próprio tamanho requeria o exercício somático-emocional de compartilhar e organizar a si mesmo para ser cooperativo. Max tinha pouca experiência com esses padrões de amor.

O simples exercício de aprender como ele contraía a si mesmo deu a Max algumas ferramentas para desfazer o comportamento anteriormente inconsciente. Para aprender auto-reconhecimento, Max tinha de inibir o padrão de conter-se e sentir o impulso de bater. Quando ele aprendeu a organizar e desorganizar suas expressões musculares, sua auto-estima e capacidade para cuidar do outro aumentaram.

Quando Max ganhou algum sentido do modo como conter sua exuberância, começamos a trabalhar com a sua impulsividade e sentimentos de urgência. Pedi a ele que aumentasse a tensão organizada na sua garganta, para prender seu pescoço e ombros. Emergiram três padrões: bater, segurar e se agarrar. De modo similar, quando fiz com que comprimisse o peito, ele começou a puxá-lo para dentro e reconheceu sentimentos de solidão, anseio, sofrimento e a raiva associada à sua fome de contato. Surgiram tantos medos, à medida que ele suavizou seu peito, que desenvolveu uma ansiedade cardíaca. Embora tenha procurado um médico, nunca foi encontrada nenhuma patologia. Sua ansiedade aumentou à medida que ele permitiu a si mesmo sentir a verdade do seu peito terno e a suavidade das pulsações dos pulmões em si mesmo e nos outros. Quando a ansiedade diminuiu, havia um aprofundamento da pulsação na pelve e nas pernas.

Um evento significativo emergiu a partir desses exercícios somático-emocionais: Max sentiu a si mesmo como um pequeno grão, um pequenino corpo dentro de um grande corpo vazio. Esse sentimento era tão parecido com o do embrião que ele sentiu o perigo de ser abandonado antes que pudesse se implantar. Portanto, precisava compactar o peito, não só para ter um continente, para segurar seu pequenino *self* não-formado, mas para dar calor a si mesmo. Ele reconheceu que esse pequenino *self* desmanchado tinha de crescer pelo contato e as respostas dos outros poderiam formá-lo. Esse era um ponto decisivo fundamental na sua corporificação do adulto, preencher-se com os seus sentimentos e formar o tamanho certo. Max começou a reconhecer que a sua fúria era, na verdade, desapontamento e desamparo, baseadas nas suas primeiras tentativas de vincular e o terror que sentiu quando não houve resposta.

À medida que Max expandiu o seu pequeno *self* somático interior, começou a aprofundar e intensificar a forma do seu *self* adulto no torso. Essa habilidade para administrar a construção da excitação deu a Max uma confiança crescente no seu *self* adulto. Ele veio a entender que sua própria pulsação o penetrava, que ele estava recebendo a si mesmo e não precisava temer. Isso se tornou o padrão de dar, e então se tornou conectado com amar os outros, isto é, dar a si mesmo.

Max reconheceu a sua inadequação na formação de uma vida profissional e voltou à escola para desenvolver habilidades comerciais. Começou a estabelecer conexões fortes com os outros na escola e assumiu mais responsabilidade pela continuidade dos seus relacionamentos. Ele também tornou-se ativo com a vizinhança e os grupos comunitários. Em suma, Max começou a formar uma vida, fazendo coisas com os outros, formando um *self* cooperativo. Ele saiu do narcisismo e autocentramento para a empatia e a identificação com os outros.

Conforme se tornava menos compactado, a função de realidade de Max veio à tona. Ele podia equilibrar suas necessidades impulsivas de contato com uma resposta mais formada, de modo a respeitar a realidade das demandas dos outros. Quando pôde corporificar suas experiências e conter a sua excitação, Max formou um *self* adulto, conectado a pulsações celulares profundas; esse poço de excitação estava ligado à alegria antecipada de contato. Ele tinha uma forma que o capacitava a estar no mundo com excitação, e sua ternura crescente permitia respostas mais diretas e sonhos quanto ao futuro. À medida que sua resposta mesomórfica adulta era agora capaz de ser imediata, ficou imerso numa mescla de prazer, ternura, assertividade e firmeza que fez da vida um drama de formação dos seus sentimentos, o caráter mesomórfico do seu adulto, suas ações, seu *self*. À medida que o padrão das pulsações dentro dele se tornou mais forte, se tornou mais parte do seu interior empático terno, seu *self* endomórfico começou a formar relações pelo prazer da companhia.

Os exercícios somático-emocionais liberaram os profundos ritmos pulsatórios dentro dos seus órgãos. Isso teve um efeito profundo sobre o padrão de amar de Max. Permitiu que ele contivesse, formasse e compartilhasse seus sentimentos adultos mais profundos, mesmo a esfera negra.

À medida que Max começou a aceitar e se identificar com as correntes pulsatórias viscerais endomórficas do seu corpo interno, ele aceitou esse estado e não explodia de fúria se os outros não lhe respondessem. Essa pulsação organizou campos de sentimento e ele formou significado. Max podia trabalhar agora com a sua forma em mudança, seu adulto mais velho em formação. A urgência de precisar de respostas imediatas estava resolvida, pois ele não precisava mais da organização de um homem jovem em busca do futuro. Ele estava formando sua maturidade mesomórfica.

O componente mesomórfico inato de Max tornou-se o seu guerreiro para a vida, um amante da vida, o defensor da sua pulsação visceral, endomórfica, que sentia, que podia investir nas relações íntimas com intensidade. Seu *self* endomórfico, identificado com suas pulsações internas, organizou seu adulto interior amoroso, casado com seu guerreiro mesomórfico.

Max veio à terapia somática visando ao amor como demanda de ser visto como especial, para compensar suas dúvidas a respeito de si mesmo. Estabelecendo um vínculo de compartilhamento e cooperação com os outros, Max

71

foi capaz de aprender e formar o que significa ser um companheiro adulto. Não tentei reparentá-lo, nem ajudá-lo a superar suas dores da infância. Nossa relação baseou-se mais no impulso de surgimento da sua forma adulta, para conter seu passado e moldar seu presente e seu futuro.

Max aprendeu a pulsar dentro e fora, dar e receber, corporificar com alguém de modo cooperativo. A dança entre a densidade e a forma sólida, a pulsação e a forma líquida eram os dois lados do amor. Cuidar, ser cuidado, dar e receber, se interessar e ser o objeto de interesse e compartilhamento eram a experiência de amor.

DAR E RECEBER:
UMA HISTÓRIA DE AMOR
SOMÁTICA CONTÍNUA

Neste livro, falamos a respeito da criança e do modo como as distorções do amor principiam na relação da criança com os pais. Contudo, é importante se aperceber de que, o tempo todo, estivemos falando do adulto. O adulto na família ensina à criança não-formada o modo de cuidar, o modo de se interessar, o modo de compartilhar, o modo de ser íntimo, o modo de brincar e trabalhar em conjunto. O adulto e a criança trabalham juntos num processo de corporificação para a formação do adulto.

Tornar-se adulto é uma exigência inata, um imperativo, um padrão de organização que existe tanto nas crianças quanto nos adultos. Esse tema formativo, com suas fases genética, jovem, adulta e idosa organiza nossa vida pessoal e familiar. Dessa organização vem a formação da necessidade, do desejo, da emoção e os aspectos psicológicos, corporais do *self* somático adulto. Esta é a função do cuidar, se interessar, compartilhar, ter intimidade e cooperar: são padrões de corporificação, doação e recepção.

Dar e receber é um processo adulto, e a família é uma organização de adultos dando a adultos. Essa é a dinâmica essencial dos quatro aspectos do amor. A criança aprende dos adultos como usar a ela mesma e aos outros por meio do tocar, olhar, respirar junto, mergulhando nos olhos um do outro, beijando, falando, trabalhando junto, experienciando a pressão e a temperatura do contato e cooperando.

Este dar e receber entre adultos é uma narrativa que levamos adiante ao longo de nossas vidas. Se for uma narrativa estagnada — sempre nos tocando, nos excitando, sendo íntimos na mesma postura de corpo — nos tornamos exaustos, entediados, atrofiados. No entanto, se for uma narrativa em movimento, em uma dança e em crescimento, nos tornamos verdadeiramente vivos.

Nossa narrativa de amar, desenvolvendo o uso dos nossos corpos nas quatro fases do amor, também é a tarefa do nosso tipo constitucional. Como a nossa maneira de dar inata — a ação do meso, o sentimento e proximidade do endo, a informação e atenção do ecto — é atendida? Se os ecto pensam que podem apenas dar atenção a distância, sem contato de pele, eles têm um problema. Do mesmo modo, os endo precisam saber que proximidade enquanto agarrar-se não é contato nem intimidade. Os meso aprendem que pressão e *performance* não são atos de amor, apenas a ternura o é.

Quando a generosidade de dar e a graça de receber são razoavelmente satisfeitas, é possível formar um *self* elástico e amoroso. Quando a generosidade e a confiança foram experienciadas, as relações amorosas podem se formar e ser compartilhadas com os outros. Nesse diálogo, buscamos para compartilhar nossos corpos e aquilo que foi dado a nós e, ao mesmo tempo, recebermos o que os outros oferecem. Nesse sentido, o amor é pulsatório e rítmico. É um buscar, um assimilar, um dar, um se reunir e um conter de variadas intensidades, à medida que crescem e minguam.

Amor é a disponibilidade de viver o processo formativo e ajudar os outros a viver o deles. É essa disponibilidade de agir com interesse, compartilhar, prover satisfação e estar conectado. É se mover e compartilhar dos processos da vida. É o dar a nossa abundância bioquímica, para expandir e respirar novas possibilidades. Em certos casos, pode envolver negar a nós mesmos, nos retrair e não compartilhar, mas permitir que os outros expressem a si mesmos.

O amor, à medida que floresce e viceja, compartilha sementes com outras vidas, como parte do grande *continuum* da existência. Essa maneira de olhar e trabalhar com o amor tenta reconhecer a natureza essencial da nossa vida, quem somos e ajudar-nos a corporificar nossa constituição inata de uma forma pessoal. Ser capaz de trabalhar com a nossa vida é ressoar em profundidade e respirar no espectro de formas somáticas que contêm o rio desta verdade. Quando sabemos como estamos no mundo, sabemos como podemos estar no mundo — quem somos, a imagem que carregamos, e a forma que é nossa maneira especial de existir. A terapia somática busca as respostas para estas questões, e mais: descobrir a expressão corporificada do amor como um processo universal, o fluxo da existência.

VÍNCULOS

INTRODUÇÃO

Partindo de uma perspectiva somática, transferência e contratransferência são mais do que fenômenos emocionais e psicológicos. São o modo como uma pessoa forma a si mesma e atribui significado às suas experiências pelo modo como se vincula e se separa dos outros — o que é de suma importância. O modo como uma pessoa vincula-se a outra envolve processos e padrões de ação, que são atitudes celulares, motóricas e musculares.

Transferência e contratransferência referem-se a como um cliente e um terapeuta desenvolvem uma relação entre si para individuar, buscar satisfação ou manter uma vida social, instintiva e pessoal. A experiência passada de cada um, concretizada na sua estrutura e processo corporais presentes, molda a sua vinculação contemporânea.

Um cliente apresenta-se com queixas físicas, dificuldades sexuais, problemas de autoridade, falta de auto-estima ou preocupações nas suas relações com as pessoas, mas, sejam quais forem os problemas apresentados, o vínculo somático é um elemento significativo do que ocorre entre um ajudador e uma pessoa em busca de ajuda. A interação verbal é parte desse processo, mas também o são as posturas somático-musculares que o terapeuta e o cliente assumem. Isso realmente independe da escola de terapia específica adotada pelo terapeuta. Por exemplo, o ajudador pode projetar uma postura atitudinal grande e maternal, enquanto o cliente recorre à postura pequena e desamparada. À medida que a terapia progride, o cliente pode se tornar mais desamparado e menor ou, caso o ajudador não se mostre grande ou receptivo, o cliente poderá responder com certas atitudes musculares — respiração cautelosa e restrita, dedos das mãos e dos pés enrijecidos, abdômen e ânus apertados. O terapeuta sentirá um crescendo de demandas e dará sua própria resposta. Enrijecerá o pescoço ou a boca numa atitude de rejeição, ou tentará parecer à vontade, para encobrir a sua própria falta de resposta aos pedidos crescentes de ajuda. O cliente, por sua vez, experienciará esses sinais somáticos como rejeição ou desaprovação.

A relação terapêutica é, portanto, um vínculo de atitudes motoras, musculares e expressões, bem como de sentimentos e contra-sentimentos. A expressão vínculo, como é usada nesta monografia, refere-se aos padrões somáticos tanto do cliente como do terapeuta — o que a literatura psicológica chama de transferência e contratransferência. A transferência inclui os padrões de respostas musculares pelos quais o cliente se vincula ao terapeuta. A contratransferência também inclui as respostas somáticas do ajudador — as formas como ele aceita ou rejeita os estados somáticos, emocionais do cliente. Esse vínculo é um processo contínuo de posturas musculares, atitudinais, emocionais e envolve tanto as respostas voluntárias como as involuntárias. Nestas conferências, transferência e contratransferência são entendidas como pólos artificiais de um *continuum* relacional singular e o termo "vínculo" é empregado para se referir a este *continuum*.

É esse aspecto da terapia somática que a diferencia das abordagens mais tradicionais, que focam apenas os sentimentos, as emoções, as fantasias e as imagens. A terapia somática considera os gestos corporais e as expressões motoras como o verdadeiro espelho de sentimentos e necessidades. A interação das posturas somático-emocionais e gestos entre terapeuta e cliente é o que estabelece o vínculo ou o sistema em processo entre eles.

Identificar esse sistema e ser capaz de desorganizá-lo é o objetivo deste texto. Ele tem por base uma série de conferências ministradas nos anos de 1984 e 1985, em que a transferência somática foi considerada como um processo de vínculo, uma progressão semelhante aos padrões de desenvolvimento da vida fetal até a idade adulta. O formato de conferências apresenta o tema central do vínculo por meio de uma variedade de molduras sobrepostas, que assumem significância prática nos estudos de caso selecionados e à medida que o leitor formula suas próprias perguntas, fruto das suas reflexões. Esse formato encoraja um diálogo entre o material apresentado e a experiência clínica do leitor.

PRIMEIRA CONFERÊNCIA

Transferência e contratransferência descrevem fenômenos muito concretos — o processo por meio do qual uma pessoa tenta formar uma conexão com outra e a dinâmica que ocorre à medida que ela se conecta, seja qual for a razão. Há conexões de trabalho, conexões de amor, e assim por diante. Por exemplo, certas pessoas precisam transformar os outros em autoridades, enquanto outras transformam a todos em subordinados. Tudo isso está baseado em necessidades individuais. A perspectiva do processo somático começa com o tipo de vínculo ou conexão que uma pessoa está tentando formar com o ajudador e o tipo de respostas ao vínculo que o ajudador quer formar com ela. Transferência e contratransferência são formas de vínculo, formas de conexão, maneiras de criar comportamento.

Conexão e distância: o significado do vínculo

O modelo de processo somático de vínculo começa do mesmo modo como o ovo, altamente vivo, começa a se conectar no útero. Um verdadeiro diálogo tem início: "Sou uma parte de você, mas não sou parte de você. Preciso ser parte de você para meu próprio bem-estar e crescimento, então não se livre de mim, mesmo que eu pareça ser um corpo estranho. Você pode aceitar quem sou, embora eu não seja você?" Em palavras humanas, essas são as conversas básicas que ocorrem no nível uterino. Colocando a pergunta de maneira diferente, como fazem os sistemas imunológicos da mãe e do feto em crescimento para chegar a algum estado neutro, em que nenhum dos dois rejeita o outro? De que modo um pedaço de protoplasma vivo se conecta a outro, mas preserva uma certa separação, enquanto mantém o impulso de se vincular e se unir? Essa pergunta é a chave de cada estágio de relacionamento.

Essas dinâmicas básicas — a relação da mãe com a criança e da criança com a mãe — é análoga em todos os fenômenos de vinculação. A qualidade e a quantidade de distância e conexão são estabelecidas muito cedo. Isso se forma primeiro como uma relação pré-pessoal, uma relação genética, uma relação anterior à personalidade individual, do modo como a entendemos. Distância e proximidade são reguladas bem no começo. Há uma troca do sangue venoso e arterial, um fenômeno pulsatório começando com a falta e continuando com a formação de tubos e ondas pulsatórias. Esse é o começo da dualidade: "Eu e você". É isso o que acontece, a estrutura fetal em crescimento quer respostas ilimitadas, entretanto precisa esperar que a bomba placentária as forneça. O vínculo começa com a dualidade.

Com o nascimento chega-se a um segundo estágio, um estágio pessoal, a relação mãe-criança. É semelhante à conexão uterina, só que toda a superfície do corpo da mãe e os seios formam agora a conexão. Há possibilidade de mais proximidade e distância do que ocorria no útero. Entretanto, há ainda a mesma luta — "você" e "eu", separados mas conectados. Mais tarde, apresentam-se o pai, os parentes e não há mais um sistema dual, mas triádico. Portanto, os dois primeiros níveis envolvem mãe e filho, primeiro pré-pessoalmente e depois pessoalmente, esperemos que numa conexão de cuidado. A introdução do pai como personagem introduz a sociedade. Não precisa ser o pai em si, podem ser outros parentes, mas é a introdução do impulso social. Essas interações resultam nas três camadas do *self* — pré-pessoal, pessoal e póspessoal.

O *continuum* pulsatório de expansão e contração está relacionado às formas em desenvolvimento. No útero, o *continuum* pulsatório cria um ambiente embriológico para as formas da criança e as formas maternais da mãe. O corpo da mãe muda, ela não é mais uma mulher, está no processo de se tornar uma mãe. O formato de sua barriga, o formato de seus seios, suas mudanças hormonais, a mudança na distribuição de gordura — tudo organiza a mudança de sua forma, enquanto prosseguem as mudanças embriológicas. Esse é um reflexo externo do diálogo que vai e vem entre feto e mãe. Depois do útero, o *continuum* pulsatório se constrói no seu primeiro vínculo, para criar uma criança pequena e, depois, uma criança em maturação. Isso muda novamente o formato da mãe: ela pára de amamentar e dá início a uma interação dinâmica com a criança como pessoa. Emerge uma forma completamente diferente. Emergem outras formas de comportamento, à medida que ela se relaciona com a criança, oscilando entre mãe, mulher e professora. Então, com a relação triádica do pai e dos outros, há a introdução dos imperativos sociais, o começo da distância e da objetividade. Conexão e vínculo têm a ver com o modo como a experiência se torna organizada, o modo como ela é transferida aos outros e o modo como é introjetada, para se tornar parte do *self* de alguém.

O objetivo do vínculo:
criar, manter ou desorganizar forma

O contato — que é padrão de proximidade e distância — atende a uma função. Essa função é a interação mútua para dar suporte a uma forma ou desenvolver uma forma emergente. Um cliente procura um ajudador porque está numa crise de organização de sua vida ou está se movendo para um próximo estágio. É um erro pensar na terapia como um processo de regredir um paciente, levá-lo de volta para algo, para superar uma privação ou ferida emocional. O trabalho com o processo somático não aceita esse ponto de vista. Ele acredita que cada pessoa tem um impulso inato para passar pelos estágios de transformação, do embrião ao adulto. Este investimento no futuro determina a dinâmica da relação presente. Para a criança em crescimento, o contato não está organizado para seu prazer imediato ou bem-estar. Ele é parte de um ambiente de apoio essencial, que a leva do embrião ao feto, deste ao bebê, à criança, ao adolescente. A relação da criança com sua mãe ou outras pessoas está a serviço dessas formas em desenvolvimento. Portanto, um paciente tenta se relacionar de tal modo que essa relação permita que ele tome a si mesmo de onde está e de onde estava para ir adiante e construir a sua próxima forma.

Um cliente projeta no ajudador aquelas qualidades de que ele precisa para seu próprio crescimento. Essas mesmas qualidades serão introjetadas e se tornarão parte de sua forma no próximo estágio do seu desenvolvimento. A projeção é um processo que exprime a maneira como uma pessoa sabe como existir no presente, bem como seu impulso para estabelecer aquele tipo de relação que a levará até o próximo passo. "Eu preciso de uma figura autoritária para me dar limites. Aqueles limites representam minha necessidade de canalizar a mim mesmo e focalizar o que está à mão. Esses limites me dão auto-identidade."

Um cliente pode estar buscando um terapeuta para estabelecer limites para si. Ele provoca, testa, até atribui ao terapeuta qualidades que o terapeuta não possui. Por exemplo, um cliente pode dizer: "Você é tão metódico, Stanley, pela maneira como planejou essa conferência." Mas eu sou um pensador intuitivo, não um planejador compulsivo. Essa pessoa precisa me ver como metódico para ter uma reação à sua própria qualidade metódica e lidar com ela para o seu próprio crescimento. Ele coloca algo em mim para tomá-lo de volta. Não é uma projeção, mas é como ele se organiza para lidar com seu próprio modo de fazer lógico, e então, tomá-lo de volta. Uma criança percebe inicialmente todas as funções como sendo externas a ela; quando as internaliza, dá um passo no seu desenvolvimento. À medida que o faz, sua individualidade cresce.

Para recapitular: transferência é o que um cliente traz ao terapeuta como seu estado emocional e o modo como ele vê o terapeuta ou o seu mundo naqueles momentos em que se permite a ir além das imagens sociais aceitas. "Já que não preciso ser racional ou educado com você, deixe-me dizer como vejo o mundo ou como vejo você." Isso é transferência, a projeção do ambiente emocional de um cliente como era, como é e como ele quer que seja. "Você não é meu pai rejeitador, é?" perguntará um cliente. Mas, e se ele precisar de um terapeuta rejeitador para se vincular de modo diferente? Não há nada errado com um terapeuta que use a rejeição, desde que saiba que faz isso e forme um vínculo verdadeiro, de modo a que o cliente aprenda a lidar com essa realidade.

Vínculo: um processo somático

William Condon, da Universidade de Pittsburgh, estudou as raízes da linguagem e descobriu que estavam assentadas no intercâmbio motor entre mãe e filho. Esse trabalho indica que a linguagem, o uso da voz, seu ritmo e sua melodia são assimétricos. Em outras palavras, a voz da mãe, os movimentos de embalar e mover a criança e os movimentos naturais da criança de embalar-se e virar-se são parte de um processo de comunicação. O que o trabalho de Condon significa para uma perspectiva somática de processo é que o comportamento motor é a base da maternagem e da comunicação humanas. Os padrões de comportamento musculares e emocionais são os substratos do vínculo para a mãe e a criança. Os padrões de movimento se expandem das pulsações intra-uterinas básicas para a fome, e da amamentação para a linguagem, desenvolvendo o tempo todo os movimentos da musculatura esquelética e dos órgãos para contato e distância.

Buscar proximidade e estar separado são padrões que se estendem no decorrer de toda uma vida. A vida começa com programas preestabelecidos de comportamento que buscam desenvolvimento e resposta, e o desenvolvimento da forma humana pede um diálogo e uma interação contínuos. Os padrões, que são geneticamente programados, dão início ao processo de desenvolvimento. Esses padrões adquirem significado social e pessoal por meio da associação e da experiência. Quando uma criança não é atendida, ela chora para obter ajuda e grita de raiva, esperando, a um tempo, fazer contato e ter algum controle sobre a mãe ou sobre si mesma. O sentimento de desamparo e a necessidade de proteção são imagens que todos nós reconhecemos. O espasmo comprimido, encurtado, agitado, que prende a respiração e avermelha as faces do bebê mobiliza preocupação emocional. Os pais atendem a essa imagem somática, emocional, visual, com ações de interesse musculares e viscerais, investigação, ajuda. A resposta muscular chega antes do sentimento. Uma mãe atende por reflexo, ela se movimenta para prestar assistência.

Essa mesma sinfonia repete-se durante a infância, a adolescência e a idade adulta. As crianças se encolhem, agem de modo desamparado, se tornam pequenas quando querem uma resposta diferente dos pais, mais proximidade ou mais distância. As crianças aprendem a alternar o agir como grande e como pequeno. Uma criança se faz pequena quando quer que os pais sejam grandes, protetores, ou assumam a responsabilidade. Do mesmo modo, a criança irá se enrijecer, ficar grande e corajosa, parar de chorar ou ser forte quando quiser ser maior ou mais parecida com um adulto.

Os padrões musculares e emocionais de uma pessoa adquirem um significado dado por meio da sua história singular. Os pais e parentes atendem a padrões de ação de desamparo, busca de intimidade, afastamento, busca de independência ou dominação. Uma criança internaliza essas respostas e, por sua vez, adquire mais respostas motoras para lidar com esses padrões. Com o passar do tempo, essas respostas se tornam habituais.

Esses padrões são, geralmente, inconscientes; eles ocorrem fora do conhecimento da pessoa. Ela racionaliza as suas ações ou lhe falta conhecimento a respeito do que está buscando com as suas posturas musculares e emocionais. Alguém pode pedir ajuda verbalmente, mas inconscientemente colocar a si mesmo numa postura de negação, ou pode encobrir seu desamparo com uma postura de orgulho. Infelizmente, é muito freqüente as pessoas prestarem atenção ao seu diálogo interno somente nos níveis mental ou emocional. Negligenciam os aspectos somático-motores e, portanto, provavelmente se enganam a respeito das respostas que mobilizam nos outros e nunca resolvem seus conflitos quanto à proximidade e distância.

Vínculo: um processo cíclico de mover-se para o mundo e de volta para si

Vincular-se envolve uma onda pulsatória que passa por ciclos de expansão e contração, proximidade e distância. Nem todo distanciamento de um paciente é hostil. Nem todo avanço é agressivo. O *continuum* pulsatório das necessidades projetadas, dos desejos e imagens do mundo também se faz acompanhar de recuo, evitação, recolhimento e repouso. As projeções e introjeções iniciais na primeira entrevista e nas sessões seguintes criam os vínculos que, depois, seguirão um padrão cíclico. À medida que o terapeuta move-se em direção ao cliente e se afasta dele, ele se move em direção a você e para longe de você. Ele projeta, introjeta, incorpora e re-emerge. Parte da contratransferência é o modo como você responde ao comportamento cíclico do cliente. Quando o cliente se retrai ou é passivo, você diz que ele é hostil ou deprimido? Se uma pessoa tem um impulso para regular a si mesma e as formas emergentes do seu comportamento, então há uma imagem mais clara do que significa ela estar mais próxima ou distante.

É importante saber o modo como um cliente se vincula. Se um cliente tenta fazer de você uma pessoa bem ordenada, lógica, e você não o é, pode procurar a função da sua projeção. A função seria distorcer a realidade, de modo a que ele se sinta seguro? Pode ser uma afirmação a respeito dele mesmo, projetada em você para que ele a tome de volta. Se uma pessoa o vê como lógico, você pode falar a respeito do modo como ela usa a sua própria lógica. Ela pode então tomar de volta o que é dela e você pode admitir que não é muito lógico.

Vínculo tem a ver com a capacidade do terapeuta para compreender a si mesmo. Um terapeuta pode achar que um cliente vê algo nele que não sabe a respeito de si mesmo. Talvez o cliente veja o terapeuta como uma pessoa fria, rejeitadora. Se o terapeuta tem um investimento em ver-se como uma pessoa calorosa e receptiva, então ele precisa negar as projeções do cliente. Mas o cliente dizer que o terapeuta é frio e distante pode ser um pedido para que o terapeuta seja assim, de modo a que ele não caia na armadilha da culpa ou da empatia. Talvez esse cliente tenha uma mãe que sempre quis que ele fosse caloroso e ele não perdoa isso, de modo que agora ele faz do terapeuta alguém frio, para não cair na armadilha, como antes.

Não estou certo de que um cliente sempre tenta estabelecer uma relação confortável para si. Ele pode precisar organizar uma situação que não seja ameaçadora, mas que seja algo diferente. Digo às minhas filhas que é duro crescer e elas concordam. Ajuda-as a compreender suas dificuldades para cooperar ou ficar juntas. Mas certas mães dizem: "Não seja infeliz." E se a infelicidade da criança não tiver nada a ver com a mãe? Pode ter a ver com a luta da criança com a sua própria realidade.

Os principais instrumentos de um terapeuta são suas próprias respostas. Ser capaz de examinar a sua frieza em termos de sua função, o como ele responde ao que esta pessoa provoca nele e compreender seu lugar ao lidar com o cliente — é isso o que precisa ser acessado. Um processo terapêutico não é objetivo. Mesmo se um terapeuta mantém a distância, a relação continua sendo pessoal. "Mantenho-me distante porque sou tentado a ser amistoso e não quero ser", ou "Preciso ser frio porque você é uma pessoa muito atraente, ou sedutora, ou manipuladora, e eu preciso me defender." Um terapeuta também poderia dizer: "É útil para você lidar com a distância, porque você está sempre tentando tornar o mundo amistoso e aproximá-lo de você."

SEGUNDA CONFERÊNCIA

Vínculo: um fenômeno normal

Um exame da transferência e da contratransferência somática e emocional revela que elas são como qualquer outro fenômeno do comportamento humano — definem uma relação, mas de uma maneira especial. Na minha opinião, a transferência e a contratransferência são fenômenos normais, que ocorrem em qualquer relação onde uma pessoa assume uma posição de autoridade, enquanto a outra pessoa assume uma posição desigual — por exemplo, entre os pais e o filho, entre uma professora e um aluno ou entre um patrão e seu subordinado. E a razão pela qual esses são fenômenos normais é que são os mecanismos por meio dos quais se estabelecem vínculos de comunicação.

A tentativa de vincular cria trilhas, túneis, canais de comunicação. Na prática terapêutica, é importante compreender que reviver uma emoção ou uma parte do passado não é o mecanismo essencial. O que acontece principalmente é a tentativa de estabelecer um vínculo, uma trilha de comunicação em quaisquer modos que o cliente e o terapeuta possam.

Alguns vínculos se designam a testar o terapeuta. "Isto vai ser como o passado?" "Você é igualzinho ao meu pai e minha mãe?" — essas são as perguntas. Mas testar é um mecanismo secundário. O principal objetivo é estabelecer um vínculo ou uma trilha de comunicação entre o cliente e o terapeuta. Quando percebida como uma tentativa de estabelecer um vínculo somático-emocional de comunicação, a transferência é vista sob uma outra luz. Por exemplo, eu tenho problemas com minha paciente, Mary. Ela chega ao meu consultório e em quinze minutos estou quase dormindo. Descubro que ela me dá tédio. Se proponho algo, ela tenta amortecê-lo, com queixas

85

perpétuas ou depressão. O fato é que um paciente estabelece um vínculo com quem ele se sente à vontade e o terapeuta atende, não de uma maneira idealizada, mas de uma maneira que faz dele a outra parte do sistema de vínculo ou comunicação. No exemplo anterior, o terapeuta torna-se conectado por sua sonolência ou por sua falta de vontade de participar emocionalmente.

A transferência, portanto, é uma tentativa de estabelecer uma trilha emocional ou somática. Em termos poéticos, transferência e contratransferência são uma tentativa de estabelecer conexões entre almas, somatizar necessidades, construir um corpo vivido. Os clientes vêm aos terapeutas apresentando uma diversidade de problemas, mas querem lidar com eles por meio de uma conexão emocional ou um vínculo de intimidade.

De que modo você, como terapeuta, se comunica com seus clientes? Se a sua comunicação é: "Não quero você perto demais", ou "Estou ouvindo, mas não sou sua mamãe", então essas posturas se tornam a base da relação. O cliente tentará de modo persistente levá-lo a responder diferentemente. Esse é o motivo pelo qual ele repete seu comportamento, para obter uma resposta, qualquer resposta. Quando fracassa em obter uma resposta, a conseqüência é a alienação, e esta é a pior das punições. Nosso sistema penal está construído sobre isso — ele priva uma pessoa de contato livre e íntimo com os outros, esperando que isto o ensine a não repetir o seu crime. Infelizmente, é muito freqüente que certos terapeutas não compreendam que muitos gritos de socorro não são apenas isso, são pedidos de contato. Essas expressões de desamparo têm o propósito de fazer contato e começar uma conexão por meio da qual o cliente cresçerá.

Se você trabalha somaticamente com alguém, é muito importante saber como você se vincula somática e emocionalmente. Você precisa saber o que está acontecendo em você muscularmente e, igualmente, no nível do sentimento. Então você pode aprender a gerenciar suas respostas. Você pode começar com o reconhecimento de que está limitado circunstancialmente por sua capacidade de ser responsivo. Além do mais, a responsividade é tanto uma organização muscular e somática quanto uma organização emocional.

Visão terapêutica

É importante identificar sua própria visão terapêutica, se você quiser compreender as situações de transferência que vêm à tona no exercício de sua profissão. Por exemplo, a estratégia de frustrar o cliente, deixando que os impulsos se expressem mas não gratificados, é uma tentativa de construir uma relação de transferência com um cliente. Ela também intensifica as necessidades instintivas do cliente, de modo a que ele possa percebê-las, perceber os tipos de associações que têm e, assim, obter autoconhecimento. Portanto, a frustração ou não-resposta por parte do terapeuta é uma tentativa de ensinar o cliente a descobrir a um tempo o que ele quer e o modo como ele maneja isto, sem ter de se apoiar no terapeuta. Contratransferência significa as respostas que o terapeuta tem para as necessidades, associações ou tentativas de vínculo do cliente. Os próprios conflitos motores e emocionais do terapeuta tornam-se, então, parte integrante da terapia, mas podem não envolver o cliente. A relação vincular intensifica a transferência e deixa o cliente experienciar estados somático-emocionais primitivos. A resposta do terapeuta ajuda o cliente a ver o que aconteceu e organizar uma resposta diferente.

No processo terapêutico, esse vínculo ou relação passa por desafios e reformulações. Não há uma atitude contínua por toda a terapia. Se houver, é artificial. Terapia é uma série de relações mutantes. Num certo momento, o terapeuta ou o cliente podem não querer ir mais adiante, ou a terapia atola porque nenhum dos dois é capaz de desorganizar a relação que tinha para formar outro vínculo. Porque o encontro terapêutico envolve principalmente uma troca de sentimentos, o terapeuta deve saber o que pode aceitar e com o que pode conviver enquanto, ao mesmo tempo, não explora a pessoa que veio em busca de ajuda.

No processo de vínculo, um indivíduo tenta estabelecer, de quaisquer modos possíveis, um dar e receber na relação, de modo a manter uma vitalidade normal. Mover-se em direção ao outro é uma maneira de fazer isso, mas também o é o seu oposto, distanciar-se. O efeito do distanciamento é para que o outro prossiga na sua tentativa de criar um vínculo. É preciso tomar cuidado para não analisar esse processo como uma saída ou um rompimento, porque o cliente pode não saber como estabelecer qualquer outro tipo de conexão, nem tampouco o terapeuta.

Pensa-se com freqüência que liberar um cliente de suas projeções estabelece outro tipo de conexão, mas a experiência prova que, muitas vezes, não é assim. Por causa da pressuposição de que a psique encontrará uma maneira de se reconectar, muito sofrimento se cria na terapia. De fato, o organismo pode não ter os recursos para construir nem rapidamente — se é que possa fazê-lo — um outro vínculo de comunicação que não o que está aí. A terapia somático-emocional não desorganiza comportamentos enquanto não propiciar uma matriz que encoraje o outro a formar a si mesmo.

Pulsação: a base do vínculo

A pulsação é a realidade básica da existência viva, um evento que continua pelo tempo como uma onda peristáltica ondulando. Pulsação envolve uma circulação contínua e é do destino dessa circulação que trata o vínculo.

A pulsação é um evento organísmico. Todo o soma pulsa numa onda ressonante que muda de forma. Essa mutação da forma evoca quantidades e qualidades de sentimentos e se liga ao como uma pessoa funciona. Expandimo-nos com desejo e apetite, voltamos para nós mesmos quando saciados e satisfeitos. A forma mutante de uma pessoa revela sua energia, seus sentimentos e o modo como ela funciona. Imagine uma criança sugando no peito de sua mãe e os diferentes tipos de sucção envolvidos nisso — ações vigorosas agressivas, ligadas à fome, e ações calmantes mais suaves, semelhantes à tranqüilidade umbilical. A mãe responde com uma diversidade de formas — maciez, contato, doação, indiferença, resistência, rigidez. Portanto, as formas que um organismo experiencia durante a intensificação da sua pulsação com os outros são importantes. Algumas dessas formas são dadas geneticamente — por exemplo, buscar, pegar, alcançar, receber, dar, esperar, precisar, se enraivecer e chorar. Quando se interfere na forma da necessidade de uma pessoa, sua função e expressão se tornam distorcidas: o morder substitui o sugar, ela se encolhe ou se alimenta de tal maneira que resiste a expandir com fome e assertividade.

A vida começa com um vínculo uterino, uma implantação que estabelece uma pulsação próxima e transmite aceitação e conexão. Um sentimento profundo e oceânico de unidade evoca a forma do embrião, do feto pulsando a partir do umbigo. Oxigênio, tomada de alimento, excreção, tudo se passa numa corrente contínua de pulsos, expandindo, pausando, encolhendo, empurrando, pausando, recebendo, penetrando, pausando, sendo penetrado. Durante todo esse tempo, o espaço fechado do útero e toda a superfície externa das membranas do feto intra-uterino pulsam. Essa união de expansão e contração estabelece as formas celulares de conexão, aceitação, calor e crescimento.

No nascimento, esse estado de pulsação contínua muda. A conexão sem quebras abdômen-umbigo é interrompida. A pulsação muda para a parte superior do corpo, quando a respiração ocorre pelo nariz, e a nutrição pela boca. As ondas pulsatórias previamente localizadas na árvore arterial dão lugar à pulsação respiratória nos pulmões e no tubo digestivo superior. Procura-se agora o ar, o alimento e o calor do corpo por meio de conexões episódicas. À medida que as pulsações se intensificam, nos dirigimos para fora com mais força para restaurar o vínculo — que significa alimento e proximidade. A necessidade de uma resposta é imperativa. Conforme isso ocorre repetidamente, desenvolvemos um sentido de autodomínio; o mundo está aí e pode ser acionado para fornecer respostas. Se, no entanto, recebemos poucas respostas, respostas retardadas ou ausência de resposta, a raiva, medo, desamparo ou terror se apresentam. O desenvolvimento da parte superior do corpo, ligadas à conexão que nos torna integrados, é o fundamento do rastejar, do engatinhar, do andar, do usar a voz e os gestos — nossas ligações com a ação.

O nascimento muda a natureza do vínculo. No nascimento, nos vinculamos de pele para pele, de sistema nervoso para sistema nervoso, mas a cone-

88

xão fetal anterior pode ser reconstituída, a pedidos. Conforme esse estágio boca-seio se aprofunda, aprendemos sobre conexão, sobre sentimento de pertença, sobre natureza da resposta, começo do autocontrole e controle dos outros. Na medida em que a capacidade de controlar nossas conexões com os outros aumenta, formamos diferentes relações com as fontes do nosso conforto, segurança e ambiente emocional e, igualmente, com as nossas próprias necessidades. Quando o outro não está mais aí e o chamamos, aprendemos a controlar nossos impulsos e desenvolver a necessidade de sentir contato, em vez de uma simples conexão instintiva.

Com a maturação dos órgãos genitais, a pulsação muda novamente da parte superior do corpo — boca, peito, cabeça — para a parte inferior do corpo — abdômen, pelve, genitais. Quando a pulsação intensifica os sentimentos nessas áreas, nossa auto-imagem e funcionamento mudam. Com o impulso de se vincular genitalmente surge um impulso de estabelecer conexões diferentes com o outro. Na fase genital, o contato é novamente episódico e portanto, outra vez, precisamos aprender a sustentar o contato e regular nossas necessidades. Com a próxima grande evolução da pulsação, a fase de corpo-para-corpo, temos a oportunidade de completar o vínculo da circulação pulsatória, estar no próprio *self* e, entretanto, sustentar o vínculo com o outro. Quando não é o instinto que impulsiona, podemos aprender a sustentar o contato e completar a circulação da pulsação dentro de nós mesmos, enquanto antes tínhamos de aprender a controlar conexões incompletas e contatos quebrados.

Os quatro estágios do vínculo, no Quadro 1, envolvem uma mudança de localização do *continuum* pulsatório ligado a aprendizagens diferenciadas sobre conexão, contato e controle. Nos movimentamos de 1) uma fusão contínua e ininterrupta entre o *self* e o outro, para 2) uma conexão episódica da parte superior do corpo, movida pela *demanda*, para 3) uma intensa conexão da parte inferior do corpo, para 4) a sustentação de uma pulsação contínua interna e externamente. A conexão principia com fusão, união, implantação, em que somos mais o outro do que nós mesmos. Depois a conexão muda para uma solicitação episódica, um anseio separado do outro, com quem agora nos identificamos. Depois, a conexão torna-se uma solicitação que busca reconhecimento por parte do outro, nos identificamos com nossa necessidade e solicitamos que o outro também o faça. Finalmente, a conexão se torna identificação consigo mesmo, bem como com o outro, em interações separadas e juntas. O contato muda do 1) algo dado, para 2) uma demanda, para 3) uma necessidade controlada, para 4) uma experiência internalizada, e o controle muda do externo para o interno, para uma combinação dos dois.

Para o terapeuta, é significativo o modo como um cliente passou por esses estágios e o modo como tenta se conectar, se controlar ou fazer contato à sua maneira. Um cliente pode ficar preso num tipo particular de vínculo do qual não pode se separar, ou tentar restabelecer outro que foi incompleto para ele. É importante o modo como um cliente tenta se vincular com o terapeuta e o modo como ele usa a si mesmo para moldar formas de conexão, contato e controle. O cliente é uma criança dependente, passiva ou agressiva? Ele solicita demais? Ele controla ou resiste ao controle com relação a pegar, conseguir, dar? Ele resiste em receber o outro? Ele se suga para dentro, recua, assume a forma de uma concha fechada? Ele se sente com tanto direito que infla de agressividade, assumindo posturas de ataque e penetração? Ele recua ou avança? A transferência tem a ver com re-experienciar impulsos de conexão, controle, contato e formar novos modos de fazer isso acontecer. Trata-se de tentar obter o controle das próprias necessidades de conexão, sentir-se no controle ou não de outra pessoa, criar contato com o outro, em vez de esperar sempre por contato ou evitá-lo por isso significar perda de controle.

Quando suas tentativas de vínculo são interrompidas, uma pessoa torna-se raivosa, amedrontada, hiperativa, desamparada, submissa, deprimida ou derrotada. Se essa conexão bloqueada ocorre no interior do útero, a conseqüência é o aborto espontâneo. Se ocorrer no estágio boca-seio, cria-se um peito inflado, inflamado de raiva e medo. A criança teme o abandono ou a ausência de resposta e se sente desamparada para controlar suas próprias necessidades ou as dos outros. Pode surgir um sentimento de desvalorização.

No nível genital, uma pessoa pode perder o contato com os outros ou temer de ter sempre que controlar a si mesma. Resulta uma pessoa temerosa de rejeição com sua autoconfiança diminuída. Ou ela se torna raivosa e furiosa, para fazer com que o outro se submeta a ela. Ou se torna apática e resignada, caso seja controlada pelo outro.

Uma ausência de conexão, controle e contato destrói a possibilidade de individuar-se e separar-se, e faz com que se supervalorize ou diminua os outros. Ora nos afastamos de todos, ora nunca ficamos longe deles. Tornamo-nos ofendidos, amedrontados, submissos ou derrotados. Associadas a esses estados, existem projeções que buscam perpetuar um vínculo ou tentam superá-lo. O terapeuta torna-se a pessoa de que o cliente precisa para que suas projeções prossigam. Por exemplo, um cliente com dificuldade de abrir-se para fora projeta no seu terapeuta a racionalização de seu próprio estado interior: "Você está se retraindo", "Você está me rejeitando". Esse cliente busca um terapeuta que possa ajudá-lo a reconhecer sua própria postura com relação ao contato e exercite com ele se abrir para fora.

O objetivo, na terapia somático-emocional, é restabelecer o *continuum* pulsatório. Portanto, pede-se ao terapeuta que assuma papéis que complementem os quatro estágios do vínculo — como útero, como provedor de alimento, o que aceita e ressoa com as pulsações sexuais, como guia adulto e amigo. Um terapeuta não deveria cair na armadilha de assumir a resposta do "pai* que fere", nem deveria ele se tornar o "bom pai". O terapeuta é antes o outro, cuja resposta pode ajudar o cliente a formar suas pulsações em níveis diferenciados de interação humana. Transferência é o processo pelo qual o cliente

---

* *"Parent" designa*, indistintamente, a figura do pai ou da mãe. Optamos pela primeira possibilidade. (N. da T.)

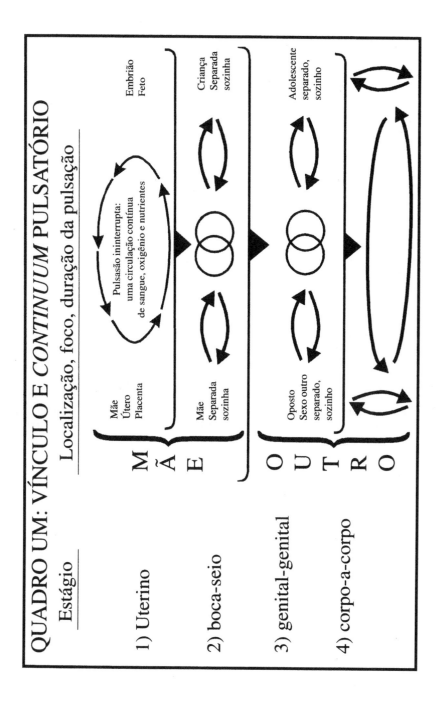

cria sua visão do terapeuta como precisa que ele seja — um receptáculo para ele, uma maneira de organizar seu comportamento. As respostas de um terapeuta fazem dele quer uma parte de um sistema predeterminado, ou um sistema ou processo por formação. O grande potencial da transferência é a possibilidade, para o cliente, de aprender novamente a amar e ser amado, fazer contato e conexão, enquanto mantém controle sobre si mesmo.

Quatro níveis de vínculo

O *continuum* pulsatório cria estes quatro níveis de vínculo: o nível feto-útero-placenta, o nível boca-seio, o nível genital e o nível corpo-a-corpo do contato social em geral. O nível de desenvolvimento em que o cliente funciona determina a natureza da transferência.

EMBRIÃO-ÚTERO-PLACENTA

Neste nível, a transferência é indiscriminada. O cliente precisa ser recebido, que o útero seja acolhedor ou não. O cliente invade, força, se funde com o terapeuta. Ele tem uma urgência de se implantar e romper as paredes dos vasos sangüíneos para fazer um vínculo. O objetivo é trocar nutrientes.

Esse tipo de transferência envolve a psicologia da implantação e a transferência de energias para dar suporte a ela. Mudanças hormonais e bioquímicas gigantescas se dão no ovo-embrião e no útero-mãe, tudo acontecendo por baixo da superfície, por trás dos limiares do conhecimento, por trás da personalidade. Esse tipo de transferência, portanto, pouco tem a ver com confiança mútua.

O nível embrião-útero-placenta é um nível de atividade contínua. Há pouco silêncio na conexão uterina. Há uma troca constante de substâncias nutritivas e o começo da troca de substâncias sociais. O nível placentário passa para o próximo estágio, onde há contato corporal e esboços de comportamento.

O que se segue ilustra esse tipo de vínculo e a resposta contratransferencial do terapeuta:

Terapeuta Mulher: Tenho uma paciente esquizofrênica com quem o vínculo é bom. Ela me telefonou recentemente e deixou o seguinte recado na minha secretária eletrônica: "Olá, *baby*, estou cancelando a sessão de hoje." Ela então perguntou se, na próxima sessão, eu veria com ela suas fotos de bebê. Respondi com raiva. Ela sempre se intromete na minha vida e eu permito que ela se intrometa mais do que quero. No entanto, no contexto desses estágios, pode ser que ela esteja me mandando uma mensagem diferente.

Stanley Keleman: Ela te chamou de "*baby*"?

M.T.: Ela precisa de controle, então eu interpreto sua mensagem como "Vou te tratar da maneira como eu quero que você me trate."

S.K.: Eu diria que ela está num nível de intrusão que não pode evitar. Esse é o nível da implantação, o nível do embrião-útero-placenta. Há forças operando aí que estão por trás da personalidade. Ela está tentando encontrar um útero para se fechar nele, portanto invade, se intromete. A qualidade da sua insistência fornece a chave para a natureza do vínculo. E você e eu poderíamos discutir sobre como você resiste à implantação.

BOCA-SEIO

A transferência nesse nível caracteriza-se por sua natureza episódica. Qualitativamente, ela contrasta com o nível embrião-útero-placenta, uma vez que o cliente é mais insistente, mas menos invasivo.

Depois do nascimento, há um contato corporal entre mãe e filho, entre as áreas externas dos seus corpos. Isso produz contato e estimula os sentidos. O sistema nervoso da criança nunca se sente a si mesmo desapegado. No entanto, isto é episódico, governado pela fome da criança ou por sua necessidade de repouso. A conexão ininterrupta uterina foi substituída por um modelo separação-reencontro. A criança precisa encontrar uma maneira de trazer a mãe para si. Esse vínculo ocorre por meio do aparato sensório, em contraste com o vínculo literal embrião-útero-placenta. O vínculo boca-seio caracteriza-se por uma fome perpétua por parte do cliente, uma solicitação de gratificação imediata e uma necessidade de ser cuidado.

SEXUAL-GENITAL

Esse tipo de vínculo é caracterizado pela reunião de gêneros opostos, enquanto se mantém a conexão com o mesmo sexo. A pessoa sente-se impelida a se movimentar de uma posição de separação para uma posição de conexão. Isto envolve abordar o outro ou atraí-lo. No estágio genital, a intimidade da nutrição anterior, ou a sua ausência, é transferida para o outro. Um cliente olha o terapeuta buscando a afirmação do seu gênero ou a definição da sua sexualidade adulta. O objetivo é o mesmo estado de sentimentos que o estado umbilical, mas com a conexão ocorrendo pelos genitais.

Neste tipo, a transferência pode ser perturbadora. Se bem que o terapeuta pode se conectar emocionalmente e encorajar gestos somáticos em todos os outros níveis, como vai fazer uma conexão ou um vínculo no nível sexual-genital e não violar as regras do cliente e da sociedade? Surge uma série de problemas quando um cliente ou um terapeuta gosta de provocação, estimulação ou precisa de algum tipo de excitação, não sexual mas de gênero, para realçar o seu sentimento de masculinidade ou feminilidade. É como a acelerar o carro com o freio acionado ou formar um vínculo sexual-platônico secreto, que eventualmente irrompe em raiva e acusações mútuas, já que nenhum dos lados é capaz de formar sua atitude com respeito aos sentimentos e sensações que estão aí.

Nesse nível, há limites para o comportamento sedutor. O cliente deixa de ser totalmente um cliente porque seu próprio ensaio de gênero precisa ganhar força. Ele quer uma união para dar a ele solidez no mundo. Uma maneira de lidar com essa situação é discuti-la abertamente. Outras escolhas são, quer terminar a terapia, guardando em mente que cada vínculo possui um aspecto comportamental implicado no vínculo, quer aprofundar o envolvimento sexual do cliente com o seu parceiro. Num caso ou noutro, compete ao terapeuta confirmar para o cliente o crescimento de sua masculinidade ou feminilidade.

O que se segue ilustra o modo como um terapeuta responde ao vínculo sexual-genital.

Ajudador (de sexo masculino): Tenho uma cliente que se adequa a essa categoria. Sinto que ela não aprendeu muito de sua experiência na terapia. Minha projeção é que ela sexualiza meu toque. E isso me intima.

Stanley Keleman: Muitas pessoas que tiveram graves problemas de contato no começo da vida sexualizarão seus contatos depois. De que modo você a toca?

A.: Dou-lhe um abraço depois da sessão.

S.K.: Por quê?

A.: Às vezes, ela pede.

S.K.: Como você a abraça?

A.: Eu apenas passo o braço em volta dela.

S.K.: Se uma cliente quiser sexualizar sua experiência do meu abraço, sempre poderá fazê-lo. Mas para que ela sexualize a experiência, tem de ter alguma isca do outro lado. É uma via de mão dupla. Então, vamos descobrir o seu lado do problema. Fale mais sobre tocar.

A.: Boa parte do meu toque tem a finalidadde de aproximação-evitação. Eu acelero meu carro com o freio puxado. Reconheço a estimulação, depois me retraio.

S.K.: Qual a idade dessa mulher?

A.: Cerca de 21 anos, universitário.

S.K.: Ela continua te cantando?

A.: Ela nunca me cantou. No começo, o problema que apresentou era conjugal. Ela fantasiava e me escrevia cartas, dizendo: "Eu gostaria de encontrar alguém como você."

S.K.: De que modo você lidou com isso?

A.: Conversamos a respeito. Expressei certo desconforto com isso, na medida em que tínhamos um trabalho a fazer e eu queria uma relação de trabalho.

S.K.: Como você acha que ela teria respondido à sua rejeição?

A.: Em certo nível ela queria isso, mas em outro não.

S.K.: O que foi que você fez com isso?

A.: Eu nunca solucionei isso.

S.K.: Por que não?

A.: Eu não sei.

S.K.: Qual é o seu lado disso?

A.: Era irreal. Eu me coloco na terapia, mas não posso mudar o tipo de vínculo como ela quer.

S.K.: Você está com medo da energia sexual dela?

A.: Se ela se materializasse.

S.K.: Por que não exploramos isso? Você está com medo da energia sexual dela?

A.: Sim.

S.K.: Como assim?

A.: Eu me sentiria explorado. Então eu não estaria lidando com uma situação terapêutica.

S.K.: Que tipo de problemas ela tem em casa?

A.: Não tem contato com o marido.

S.K.: Que risco você corre ao negar o tipo de vínculo que ela quer? Você é um homem jovem e ela é uma mulher jovem. Você se sente vulnerável demais? A questão não é se você se sente atraído por ela.

A.: Qual é o meu erro nisso?

S.K.: Pelo que eu ouvi você dizer, seu erro é esse. Essa mulher tem problemas conjugais. Ela sexualiza a experiência. Você rejeita a conexão sexual projetada. Você insiste num outro tipo de vínculo: "Não desse jeito, deste outro." É contra isto que ela lutou toda a sua vida. Porque ela sexualiza a conexão, você pode estar supondo que ela quer ir para cama com você. Você precisa deixar essa fantasia vir para fora. Depois, poderá lidar com a natureza da fantasia. O que ela quer, na fantasia? O que ela quer de volta? O que você não pode lhe dar de volta? Qual é a intensidade emocional? De que modo você sabe que ela quer um envolvimento romântico? Suas próprias pressuposições e fragilidades colocam mais complicações. O que isto faz vir à tona em você, quando ela age dessa forma?

A.: Uma parte de mim sente que não está certo. Eu sou objetivo. O cliente me procura para fazer uma conexão melhor na sua vida, para sentir mais a si mesma, entretanto quer se conectar comigo.

S.K.: Ou ter sentimentos sexuais com você, de modo a que possa se acostumar com eles e então transferi-los para alguém no mundo externo. Você poderia assumir essa posição. Você poderia dizer "Quando você está aqui, pode sentir o que quer. Está perfeitamente certo."

A.: Faço isso intelectualmente, mas no nível físico há uma atração, e eu estou negando a experiência dela somaticamente.

S.K.: Você discutiu isso com ela?

A.: Não, mas gostaria de confessar a experiência que tenho dela, de rejeitá-la.

S.K.: Como você faria isso? Como está fazendo agora?

A.: Sim.

S.K.: Por que faria isso dessa maneira?

A.: Para que ela sintonize comigo onde estou.

S.K.: Isso é inflamatório. Você a convidaria para entrar na sua própria relutância. Você poderia perguntar: "Como se sente a respeito da minha rejeição por você?" ou "Que efeito lhe causa quando proíbo seu acesso ao meu outro *self*?" Por que não lhe dar a oportunidade de discutir o significado dos seus sentimentos, em vez de desviar esses sentimentos? Então você poderia manter um vínculo de distância calorosa, em vez de distância fria. Você poderia ficar ao seu lado num tipo diferente de vínculo. Dê a ela uma oportunidade de desviar suas imagens românticas, isto é, o que você tem aqui que não tem em casa, ou quem você realmente é, em vez da imagem que ela tem de você. Se ela vivesse com você por dez minutos, provavelmente o odiaria. Ela precisa desviar sua idealização.

CORPO-A-CORPO

Este tipo de transferência envolve mais um vínculo em torno de atividades, tarefas, problemas, do que gratificação instintiva. Esse nível envolve cooperação emocional e interdependência, um tipo de contato que envolve o corpo todo. O vínculo básico é a diferenciação cérebro-músculos, pela qual todo o organismo busca conexão, baseado mais no domínio da atividade do que na gratificação instintiva. O cliente está procurando mudar sua forma, moldar suas relações ou gerenciar uma tarefa de autotransformação. O cliente é mais centrado no seu adulto e, assim, a transferência se foca em questões de autoridade, asserção, autocontrole. Esse nível caracteriza-se pela capacidade do cliente em se separar do terapeuta, ser um indivíduo e formar um vínculo, não baseado na necessidade ou na experiência passada, mas na contemplação conjunta de um problema.

Os níveis de transferência anteriores envolviam situações que tinham por base uma necessidade urgente de viver dentro do outro, se alimentar do outro ou fazer contato sexual. O terapeuta assumia o papel do adulto, enquanto o cliente assumia um papel mais infantilizado. No nível corpo-a-corpo, o cliente está enraizado em si mesmo de uma maneira mais auto-sustentada, assim a autodiferenciação com o terapeuta se mantém. Separação não é solidão, contato não é fusão. Estabelece-se uma multiplicidade de contatos, em que tanto o cérebro quanto o coração influenciam o nível de contato e distância. A transferência está assentada na comunicação de sentimentos, idéias e ações a serviço do crescimento do cliente. Quando o cliente cresce, o terapeuta também cresce, à medida que seu conhecimento e seus sentimentos são desafiados. A transferência corpo-a-corpo capacita o cliente a aprofundar a sua maturidade e formar novas respostas. É uma mistura de separação e proximidade, contato e controle, tudo em função da organização de um *self* pessoal.

Por exemplo, tive uma paciente que estava se preparando para ser terapeuta. Sua orientação era mais psicanalítica do que somática. Muito do nosso trabalho juntos consistia em ela desafiar meus pontos de vista e ser

96

capaz de se manter no seu próprio chão. Ela queria que a sua própria autoridade fosse reconhecida, mesmo que desafiasse a minha. Meu objetivo não era mudar a sua orientação, mas dar a ela espaço e respostas para que trabalhasse suas próprias questões de assertividade.

Os quatro níveis de transferência estão assentados sobre diferentes estágios de crescimento e desenvolvimento somático. Cada estágio pode criar problemas na conexão de uma pessoa consigo mesma ou com os outros, no controle ou na resistência ao controle do outro e no contato, sem ter de apresentar uma *performance* ou fingir. A reação somática do terapeuta para cada um desses estágios no cliente é o que importa. O cérebro de um cliente pode ser inundado de sensações pélvicas que o amedrontam ou fascinam. De que modo o terapeuta responde no nível de transferência sexual? Um cliente pode ficar assustado ou seduzido pelas pulsações na sua boca e garganta. Essas pulsações evocam anseios profundos e expectativas sobre os outros ou sentimentos de raiva e depressão. O que se produz no terapeuta, quando ele depara com o nível de transferência boca-seio? O surgimento de pulsações no abdômen está associado à necessidade de atrair os outros para dentro de si ou entrar nos outros, e sentimentos de incorporar-se ou sumir. Que postura assume o terapeuta no vínculo útero-placenta? O cliente pode ter o sentimento de estar próximo ou distante demais, confuso sobre ser igual ou diferente do terapeuta. O que provoca o nível corpo-a-corpo no ajudador?

Os quatro estágios estão baseados num processo interativo de dois lados: primeiro, o modo como o cliente responde aos sentimentos e localização da própria vitalidade nos seus tecidos; e, segundo, o modo como ele precisa do outro para conter, animar, amortecer ou expressar esses sentimentos. A tarefa terapêutica é ajudar o cliente a formar um continente ou via de expressão, desprogramar as respostas passadas e formar a excitação pulsatória no próximo nível.

Vínculo e reorganização

A terapia envolve uma pessoa que está reorganizando sua maneira de ser no mundo e suas experiências. É necessário considerar o modo como um organismo é capaz e deseja abrir mão daquilo que não é mais útil para ele e reorganizar a si mesmo de uma maneira que aperfeiçoe a si mesmo. Parte desse processo fica por conta do terapeuta. Ele deve reintroduzir estímulos sem inflamar. Há uma maneira somática de suprir isso, desde que o terapeuta entenda os quatro níveis de vínculo. Cada nível é precedido por uma troca de sensibilidades, para ver se o vínculo é possível. Disso resulta um tipo diferente de transferência e contratransferência.

A reorganização pode ser associada às etapas da gravidez. Há uma implantação com o encontro de dois sólidos, o ovo e a parede do útero. Ali os dois sólidos montam uma rede de comunicação. A isso se segue a fragmentação, à medida que o óvulo se divide e subdivide para criar mais área de superfície. A estrutura se quebra mas não é destruída, ela se reorganiza em algo novo. Essa quebra do sólido e a criação de mais área de superfície não é um colapso. É a abertura dos limites, de modo a que possa haver circulação e mais sentimentos. Depois, ocorre uma outra re-formação. Nesse estágio, se o cliente não encontrar outras maneiras de expressar a si mesmo, ele deverá voltar às suas velhas formas de organização. É a isso que a literatura se refere como "fixação".

Certos círculos terapêuticos alimentam a ilusão de que o organismo sabe o que é melhor para ele. Mas isso muitas vezes não é verdade. Um organismo só sabe o que é melhor para ele num campo de responsividade. Ele pode saber que seu ambiente é nocivo e que tem de cair fora daí, mas ele só sabe disso por causa do vínculo que foi feito. O ser humano não pode viver no isolamento. É errado dizer que o ser humano nunca descobre quem é durante longos períodos de alienação mental. Ele descobre quem é como resposta a essa alienação.

Se um organismo nem sempre sabe o que é melhor para ele, um cliente deve ser orientado? Eu não sei como um terapeuta pode assumir responsabilidades sobre o caminho pelo qual é preciso guiar um cliente. O que realmente ocorre é simplesmente uma exploração das possibilidades de comportamento, sem tomar o cliente pela mão e mostrar a ele como fazer. Por exemplo, eu tinha um cliente com problema de impotência. Ele conseguia uma ereção, mas não conseguia mantê-la. Durante nossa conversa, ele me descreveu sua educação. Era o clima mais devastador emocionalmente que se poderia imaginar. Como possibilidade de exploração para ele, sugeri: quando você penetra uma mulher, uma maneira de obter prazer é se movimentar suavemente. Ele olhou para mim e disse: "Ninguém jamais me disse isso." Sugeri que tentasse. Na próxima sessão, ele disse: "Não tive problemas." É isso que quero dizer por levantar possibilidades para que o cliente se exercite.

Os estágios de vínculo ocorrem independentemente do sexo do terapeuta ou do cliente. Um vínculo embrião-útero pode ocorrer entre um cliente de sexo masculino e um terapeuta do mesmo sexo; uma cliente pode estabelecer uma conexão boca-seio com um terapeuta homem. No caso de certos clientes, a intimidade primeira e os cuidados foram providos pelo pai, enquanto outros experienciaram a mãe como a figura de autoridade dominante na família, aquela que provia orientação quanto à realidade do mundo. Um cliente diria: "Fui tão rejeitado pela minha mãe que só posso aceitar sentimentos maternais de um homem." Outro diz: "Meu pai me rejeitou tanto que só posso aceitar homens maternais." Outro exclama: "Preciso de um homem ou uma mulher fortes para me vincular, porque meu pai ou minha mãe eram muito fracos." Portanto, um cliente pode não precisar de uma interação com um gênero em particular para passar pelos vários vínculos. O significativo é o vínculo que ele procura estabelecer, o sexo do terapeuta com quem escolhe estabelecer vínculo e o que isso significa para ele.

Como terapeutas, temos de nos perguntar, ao mesmo tempo, quem somos e que contrato temos com um paciente em particular. Como terapeutas, temos uma idéia de quem somos e quem devemos ser. Mas será que verificamos isso? Podemos deixar de perguntar: quem preciso ser nessa interação específica? À medida que passamos por interações específicas, temos de considerar quando e como a terapia acabará. Em certo momento, podemos ter de mudar o modo como vamos nos relacionar com o outro. Acionamos diferentes regras básicas: "Não vou mais me relacionar com você como o seio", ou seja o que for. Estabelecemos diferentes condições: "Agora vou me relacionar com você no nível corpo-a-corpo", por exemplo. Portanto, você está investigando, novamente, possibilidades de comportamento.

A terapia deslancha uma vez estabelecidos o tipo de vínculo e o tipo de comunicação que o cliente quer. Mas há outro nível. O que o terapeuta precisa ou quer do cliente? Que tipo de vínculo está sendo estimulado?

Quantos de nós ouviram o paciente perguntar: "O que é que eu te dou?" ou "O que você ganha comigo?" ou "Por que você me agüenta?" Mais cedo ou mais tarde, todo cliente faz essas perguntas. O que ele está perguntando é: "Há algo mais do que dinheiro entre nós?" Sua resposta revela algo ao paciente a respeito de você mesmo — seu senso de humor, seu calor, qualquer outra coisa que não dinheiro.

Boa parte das provocações do cliente são tentativas de penetrar o que ele pensa que estamos escondendo dele. Estamos realmente compreendendo-o? É verdade que nunca vamos perder as estribeiras? Vamos realmente ficar a seu lado? O que realmente pensamos dele? Todas essas são tentativas de estabelecer um canal de comunicação, um vínculo.

Portanto, um terapeuta deve entender a natureza do seu vínculo, o modo como facilita o processo de vinculação ou o modo como o dificulta. É importante reconhecer que o cliente está tentando fazer ou alterar uma conexão ou um vínculo e que você, terapeuta, também determina a natureza dessa conexão.

Suzie: um estudo de caso sobre querer e querer ser querida

Suzie veio a mim queixando-se de que não podia ter um orgasmo ou se entregar ao marido. Havia um clima de excitação em torno dela. Tinha uma aparência moderadamente bonita, um jeito de garota. Seu vestido era provocativo e procurava chamar a atenção, compondo sua auto-imagem de pessoa atraente e desejável.

Quando a entrevistei, descobri que seu corpo estava moldado de algum modo como um halterofilista, toda ombros e peito com uma pelve estreita.

Sua forma era como a letra V — cintura pequena, peito levantado, ombros largos, pescoço rígido — diferente da forma de ampulheta da mulher. Sua excitação tinha uma globalidade que abarcava tudo. Senti-me inundado por sua excitação, como se todos os meus sentidos estivessem sendo estimulados por uma pluma fina. Era um uso total dela mesma — o uso de seus olhos, seus gestos, sua escolha das palavras. Reconheci que sua excitação era na verdade medo, um medo gritando por ajuda. Era o chamado de uma mulher angustiada. Depois que respondi a esses chamados, depois que fui incorporado, os pedidos chegaram.

Logo me apercebi de que sua estrutura densa, compacta, era uma grossa placa designada a preservar algum tipo de limites. Ela era uma estrutura *unbounded*, uma garota bonita com um jeito de "cheguei". Ser incorporado por ela, no entanto, era como entrar no vazio. Sua excitação generalizada a mais da superfície mobilizava o outro a se tornar seu preenchedor. Quando a detive e não atendi a seu desamparo ou a seu convite, emergiram um medo bruto e um apego desesperado. "Não me rejeite, eu dependo de você, eu preciso de você" — esse era seu grito. Suas tentativas de incorporar o outro dentro de si se transformaram em agarrar, lamentos de medo, abandono e terror quanto a ficar separada.

Como estrutura *unbounded*, Suzie vivia nas outras pessoas. Ela escolhia certas pessoas-chave para ser o seu útero. Usava a sedução e o desamparo para atingir seu objetivo. Começou a projetar que eu era o seu salvador. Eu era a única pessoa que a compreendia totalmente. Ela confiava em mim sem reservas, mas me testava a cada passo. Tornei-me parte integral de uma fantasia complicada, eu era a alma a quem ela poderia finalmente se unir.

Suzie é um exemplo de vínculo útero-placenta. Era como se ela tivesse nascido cedo demais. Era inundada por imagens de uma boa mamãe, uma conexão em que não precisaria desempenhar-se, temer rejeição ou abandono. Ela endurecia todos os músculos da parte superior do corpo para endurecer seu tubo digestivo e os sentimentos associados de fome e anseio. Quando pedi que desfizesse as contrações no torso, nos maxilares e abrisse mão do seu aspecto de boneca Barbie, foi inundada de ansiedade e sentimentos de esvaziamento. Ela tentou fazer de mim o seu interior por meio de lisonjas, coqueteria, sedução e obediência. À medida que trabalhamos juntos e seu colete de aço se suavizou, foi capaz de sentir suas partes internas e se tornou mais desejosa de não mais aprisionar a si mesma. Ela começou a sentir uma identidade interna. Quando saí de férias, deprimiu e desenvolveu uma pequena doença, mas foi capaz de dar conta disso, já que sentia algo dentro dela.

O próximo passo foi desorganizar seu agarrar. Cortar a postura de agarramento trouxe à tona a depressão, o medo e as explosões. Quando começamos a suavizar a densidade da sua postura depressiva, foi inundada por uma ansiedade total. Ela se tornou uma criança sozinha, perdida, sem orientação. Lembrava-se do modo como sua mãe a deixara sozinha no seu quarto em várias ocasiões, ou nos berçários. A mãe precisava trabalhar e o pai era ausente. Começou a sentir, pela primeira vez, sua condição de ser indesejada. Aos 10 anos, foi mandada para um internato só para meninas. Ali, sua solidão tornou-se insuportável. Comprimindo-se, ela conteve o medo, a falta de conexão parental e começou a imitar os outros para parecer crescida.

À medida que fomos capazes de diferenciar a criança escondida sob o seu papel adulto, ela se apropriou da possibilidade de separação sem pânico. Podia sentir uma necessidade de contato e pedi-lo, sem medo de rejeição ou pânico por expor sua criança ao mundo adulto. Pela primeira vez, assumiu um emprego e começou a experienciar os outros ora como competentes, ora como incompetentes. Conforme sua experiência se desdobrou, ela se tornou mais crítica em relação a mim. A bolha do salvador fez um furo. Nesse momento, ela começou a permitir que pulsações vigorosas descessem da parte superior do seu corpo para a pelve e as pernas. Experienciou então ondas de fome e calor avivando sua pelve e essas sensações de derretimento deram nascimento a um sentimento feminino. Ela começou a sentir a diferença entre parecer feminina e sentimentos de feminilidade.

Tornou-se mais sedutora, mas me disse para manter a distância. Queria apenas testar o que outra pessoa sentia sem obrigar-se a desempenhar-se para essa pessoa. Suas fantasias sexuais agora davam lugar a sentimentos sexuais. Ela descobriu a si mesma não querendo mais ser submissa ou deixar o outro entrar dentro dela para que ela pudesse sentir seu interior. Não se sentia mais obcecada com livrar-se dos sentimentos de vazio, nem contendo-se densamente para evitar a rejeição.

À medida que organizamos o seu estado de aceitar a separação sem pânico ou histeria, ela começou a formar uma vida ativa. Em vez de agir como uma criança desamparada num orfanato em busca de salvação, se tornou uma mocinha em crescimento, capaz de estar sozinha. Não tinha de lutar com outras mulheres, que percebia anteriormente como mães ou rivais. Ela queria atenção, companheirismo; começou a ter namorados. Mas, ao fazê-lo, se tornou submissa aos desejos deles, e, novamente, descobriu-se a si mesma em relações desrespeitosas, muito semelhantes às que tinha com seu marido. Começou a evitar proximidade sexual com homens e, igualmente, amizade com mulheres.

Ao estabelecer um vínculo com Suzie, eu tinha de desestruturar sua projeção sobre mim como seu salvador ou mãe amorosa, para permitir que sua adolescência emergisse. Teria sido um erro não permitir que os estágios útero-placenta e boca-seio formassem a si mesmos, do mesmo modo que teria sido um erro não desmanchá-los quando cessou sua utilidade. Ajudá-la requeria a formação desses vínculos primitivos, para dar a Suzie limites naturais sem solicitar que ela fosse um adulto prematuro. Ela foi capaz de passar pelos primeiros três estágios de vínculo e formar uma membrana, que funcionava como uma barreira contra as imagens e impulsos não ancorados da sua vida primitiva.

Seu *self* pessoal não era mais devastado por uma excitação não canalizada e pelo terror. Nossa conexão permitiu que suas projeções infantilizadas emergissem e criassem os vínculos primitivos sobre os quais um vínculo mais maduro pudesse ser construído. Dessa maneira, ela foi capaz de formar uma pessoa adulta.

Uma vez que se apercebeu dos sinais que começavam a desorganizá-la, ela pôde suportar a solidão. Tinha formado um interior. Tinha começado a trabalhar cooperativamente com os outros. Não precisava mais ser uma boneca para ter a admiração dos outros.

O caso de Suzie demonstra que a auto-imagem é uma organização somática. A imagem que ela possuía de si mesma como uma boneca desejável e seu desamparo se organizavam como contrações densas no seu torso superior. Quando essas profundas contrações musculares em torno do tubo digestivo foram desorganizadas, o seu estado incontido veio à superfície. Quando atingimos o quarto nível de transferência, corpo-a-corpo, ela foi capaz de sentir seus limites e reconhecer que alguém estava ao seu lado. Então foi capaz de criar uma forma para si mesma. Ela saiu da condição *overbound** para ser desmanchada e subformada e, depois, criou limites para si mesma e um interior. Ela re-formou a si mesma, mudando literalmente de uma forma de corpo de halterofilista levantado contraído, um estado de terror, para uma mulher com forma de pêra, com um abdômen e uma pelve arredondados. E começou a se aproximar dos outros sem se agarrar nem se tornar uma escrava.

Para que um terapeuta se sinta útil, é importante que ele seja capaz de responder às necessidades do cliente. Ao mesmo tempo, é uma armadilha tornar-se o salvador do cliente. A rigidez de Suzie era uma máscara que encobria sua condição de bebê. Suas mensagens provocativas e suas promessas poderiam facilmente ser confundidas com posturas sexuais adultas. Seu comportamento sedutor, a maneira rígida como usava a si mesma, seus movimentos restritos de cabeça, seu jeito coquete, o levantamento do peito para sobressair os seios, tudo isso estava a serviço do amortecimento da sua região pélvica. Ela se descrevia a si mesma como uma mulher sofisticada, mas por baixo queria que a quisessem. Desfazer sua postura social trouxe à tona um misto de pânico, terror e uma postura em colapso. Esse estado de colapso era uma afirmação de "queira-me", "ajude-me". Não era uma afirmação sexual, mas a necessidade de outro corpo para lhe dar um interior. Sua rejeição primitiva a deixou sem as introjeções que uma menina recebe da mãe, algo de que Suzie ainda precisava.

Estar ao lado do cliente não significa necessariamente responder à sua postura social ou àquilo que sua necessidade desperta em você. Mas, separando minhas próprias respostas emocionais e somáticas, não fui arrastado pela falta de limites de Suzie para agir como o seu salvador. Ela despertava

---

* Mantivemos o termo no original, a exemplo de outras traduções de Stanley Keleman. *Overbound* significa um corpo defendido por excesso de limites corporais. (N. do E.)

respostas de sentimentos em mim de preocupação e vontade de ajudar. Fui capaz de desmontar essas respostas. Cada vez que eu apontava sua mensagem emocional, o quanto ela queria ser uma criança que pertencia a alguém e lhe dizia que não poderia pertencer a mim, ela caía em desespero, medo, e seu sentimento sem limites de não ter outra pessoa para materná-la. Entretanto, esse era o lugar preciso no qual eu poderia permitir que nosso vínculo crescesse. Eu poderia ser alguém com quem Suzie formasse um vínculo para crescer até o próximo estágio. Eu não me fundiria a ela, mas seria uma membrana que lhe permitiria crescer e manter a separação ao mesmo tempo. É assim que os vínculos se formam e se re-formam. Aceitei seu estado sem limites como algo de que ela precisava temporariamente, sem que eu me tornasse a pessoa com quem ela precisasse estar permanentemente vinculada. Isso permitiu que o próximo vínculo se formasse, um vínculo no qual as separações não eram devastadoras. Mantive-me fora num vínculo de pessoa-a-pessoa, como uma promessa, de modo que ela pudesse satisfazer a si mesma e formar um continente para viver com seus sentimentos sem se perder neles. Ela não estava mais vazia e infantil, apenas tinha desejos e impulsos imaturos que precisavam de orientação adulta, mas era uma pessoa em crescimento, que poderia formar relações adultas com os outros.

Suas projeções eram querer que eu a quisesse, um estado uterino; ser o objeto do seu querer, um estado boca-seio; e se fundir comigo, um estado sexual. Juntas, essas projeções indicavam que ela não estava em contato com seu lado exigente. Essa exigência era infantil, obsessiva, opressiva e suscitava minha raiva. Quando lhe apontei isso, ela projetou abandono e pânico, um comportamento feito para chantagear. Um objetivo central da terapia era assinalar sua natureza exigente e ajudá-la a aprender como gerenciar exigências.

Tive de entender não apenas os sentimentos por trás de suas exigências, mas suas conexões com as posturas corporais, a inflação e a rigidez da parte superior do corpo que acompanhavam a uma estrutura subjacente fraca e confusa. Sua atitude básica era se tornar o centro das atenções, uma postura de "me dê, repare em mim, queira-me, eu te quero". A projeção do querer de Suzie era, na verdade, um querer ser incubada num nível mais profundo. À medida que trabalhamos somaticamente, aplicando o método do como nas pulsações, nos quatro níveis de vínculo, estabeleceu-se uma corrente de pulsação, mais cheia. Ela foi capaz de criar uma forma emocional adulta para si mesma.

Roger: um estudo de caso de impulsividade

Um cliente vincula-se com seu terapeuta de maneiras características, que parecem estar sempre presentes. Esse padrão consistente identifica a pessoa tanto para os outros como para ela mesma e estabelece seu comportamento como um movimento para perto ou longe do seu próximo estágio de desenvolvimento.

Roger apresentava seu problema como uma incapacidade de conter sua fúria. Estava sempre enraivecido. Sua postura raivosa de gritar ou dar murros era uma expressão característica, sempre que ele não obtinha o que queria. A expressão de intimidação se fazia acompanhar por uma intensidade de ataque, quando estava discutindo com alguém ou abordava uma mulher. Pensei que os outros deviam invejar seu estado fora de controle, até que me apercebi de que era um ataque feito para controlar ou dominar os outros e, ao mesmo tempo, obter o que queria. Era uma pessoa rígida, que tinha uma maneira de abordar suas necessidades emocionais fazendo com que o outro obedecesse às suas ordens. Ele encenava isso assumindo posturas de desafio e impertinência.

Pedi a ele que me mostrasse como agia de modo desafiador e como criava o papel de intimidador. Ele descreveu a si mesmo inflando-se, fazendo-se maior, levantando o peito, estufando-o, tensionando os ombros e endurecendo o queixo. Todos esses movimentos traziam sua excitação para a parte superior do corpo, faziam-no maior e criavam seu aspecto ameaçador. Apontei a ele que era, na verdade, uma criança chorando dentro de um corpo de adulto. Pedi que mudasse de forma e desorganizasse seu padrão suspenso de raiva. Quando ele diminuiu o padrão *overbounded* de ataque, experienciou a si mesmo como uma criança pequena, desamparada e assustada. Começamos a perceber que sua condição *overbounded* era uma compensação para sua pequenez, escondida, enquanto suas raivas eram tentativas de conseguir o que a criança *unbounded** precisava, mas não conseguia obter — atenção e proximidade dos pais. Quando ele sentia essas necessidades crescendo dentro dele, se defendia contra esses sentimentos entrando em pânico, dando murros de desespero e agindo fora de controle. Isso se reproduzia a si mesmo. Sua necessidade de proximidade trouxe à tona uma resposta de raiva e ofensa que dizia respeito à situação de estar próxiimo, humilhado, não compreendido e, a seguir, raiva por ser dependente, enquanto tentava ser um adulto. Ele se relacionava de modo consistente nesse padrão de criança adultificada tentando ser maior do que era. Sua necessidade de proximidade trazia o medo, e o medo trazia a raiva.

Formamos um contato por meio do qual ele poderia desorganizar ou se separar da sua forma de criança carente, deixar essa criança ganhar forma e encontrar maneiras de ser, ao mesmo tempo, pequeno e adulto. Durante esse período, ele projetou em mim uma diversidade de formas do seu passado, o pai incompetente, a mãe descuidada, a autoridade exigente, um amigo adulto.

---

*Unbounded: totalmente sem limites. (N. do F..)

Assumi o papel de um adulto que poderia conter sua necessidade, afirmar seu desejo de ser amado e ajudá-lo a conseguir isso da namorada em vez de dominá-la. Meu papel era ser disciplinado, justo e construir limites. Ao mesmo tempo, eu não podia ser muito pessoal com ele, uma postura que continuava estimulando seu padrão. Sua necessidade de aceitação era seguida de agitação, para fazer com que o outro o entendesse. Eu também tomei a forma do intimidador, para que ele visse a sua própria forma de "valentão". Gradualmente, nossa relação adquiriu a forma de uma inter-relação entre um desafiador forte e animado e uma figura de autoridade. Essa postura formou uma relação cooperativa entre sua criança e seu adulto e ele começou a aceitar a realidade do outro como sendo diferente da sua. Ele poderia então formar uma relação baseada mais em interesses mútuos do que no seu próprio interesse por si mesmo.

O problema de vida de Roger envolvia todos os quatro estágios de transferência descritos neste livro. Em certo nível, ele desejava ser pequeno de novo, mas isso era rejeitado por sua raiva. Entretanto, a raiva era usada para entrar no outro. No começo, pensei que sua raiva deveria ser desencorajada e contida, até que percebi que era um sinal de proximidade. Quando desestruturei minha reação a ser invadido, tivemos longos períodos de fluxo pulsatório entre nós, em que ele se sentia seguro e em paz. Separar-se disso foi duro para ele; reagiu com ataques de raiva, até que se deu conta de que eu estava ao seu lado e que ele poderia voltar a esse estado e ficar a salvo. A maneira de voltar, para ele, era desorganizar seu peito e ombros *overbound*.

Mais adiante na terapia, ele desejou simplesmente receber. Então ele se afastava para ficar sozinho e voltava para exigir que eu estivesse lá para ele. Essa foi desafiada à certa altura. Por que motivo ele associava pegar algo de mim com me controlar? Nem eu, nem qualquer adulto, quer ser controlado. Ele odiava isso nele mesmo. Como eu não respondi às suas exigências, ele desprogramou sua postura *overbounded* de exigir. Conforme fez isso, começou a sentir ondas de fome na garganta e na boca. Elas o assustaram. Ele as vivenciou tentando tomar, tomar, tomar, engolindo o mundo todo sem qualquer sentimento de satisfação. Trabalhamos com isso até que ele pudesse se sentir precisando, recebendo do outro, sentindo-se saciado e, então, esperando para que sua fome surgisse outra vez.

A necessidade de Roger de controlar, dominar e aprisionar o outro se manifestava no nível genital-a-genital também. Ele se atirava em padrões involuntários de entrega sexual com uma mulher. Ao mesmo tempo, não queria ficar sob seu domínio. Sentia-se humilhado por precisar do outro e começou a agir como um menino imitando um homem, exigindo que a mulher se submetesse a todas as suas exigências. Não podia tolerar a separação. Nesse nível, ele queria que eu fosse um pai, que o orientasse. À medida que tentei colocar a responsabilidade nele, começou a ficar com raiva de novo. Conforme isso foi desorganizado, ele pôde ver que eu era diferente do seu pai real.

105

Mantive o diálogo, mesmo quando exigia que ele ficasse nos seus próprios pés e manejasse suas sensações e sentimentos sexuais.

Era importante para Roger tentar formar uma maneira de ser no mundo, primeiro comigo, depois com os outros, no trabalho e em casa. Ele tinha de aprender a usar a si mesmo corporalmente, para formar um continente para sua expressão e um canal para sua satisfação. Para tanto, ele precisava deixar sua raiva se transformar em necessidade e não se sentir ressentido ou traído por sua infância.

Os ataques que Roger viveu resultaram no seu modo de se enraizar nos outros. Ele temia o desamparo e a rejeição dos seus pais internalizados e, assim, inflamava a si mesmo. Seu estado pulsatório deu surgimento a sentimentos de necessidade que o assustaram. À medida que aceitou seus estados corporais e emocionais, a sensação de pessoalidade e masculinidade se desenvolveu. Sua atividade compensatória fálica, a serviço de suas necessidades infantis, diminuiu. Sua postura de intimidação e de mostrar-se maior do que era, tentando forçar a proximidade e fazer com que o outro respondesse às suas necessidades diminuíram. Ele reproduziu comigo as únicas maneiras que conhecia para se relacionar. Entretanto, invejava meu poder e minha condição adulta. Desafiar seu estado capacitou-o a assumir a responsabilidade por seus próprios sentimentos e pulsações. Em vez de respostas de fúria, raiva e inflação frenéticas, ele podia conter a si mesmo dentro de seu próprio corpo.

À medida que a terapia continuou e nossa relação mudou, formamos um jeito para que ele se relacionasse com os quatro níveis de vínculo diferentemente. Ele desorganizou seu peito inflado, excessivamente compactado, a cabeça, o pescoço e organizou mais forma na sua pelve e pernas. Formou um *self* somático para regular seus próprios impulsos e sentimentos, em vez de viver impulsivamente, livrando-se daquelas pulsações que ele associava ao sentimento de desamparo e carência. Sua compreensão da condição real do que é ser homem aumentou, e seu sentido de *self* aprofundou-se.

Roger compreendeu sua situação e sua resposta inflamatória a todas as situações em que atuava como garotão, valentão, *enfant terrible*, invasivo, touro furioso — os fatores consistentes de sua auto-imagem. Ele experienciou como inflava a si mesmo, organizava a si mesmo muscularmente afastado de suas próprias pulsações e impulsos e criava uma resposta hiperativa para projetar seus sentimentos para fora. À medida que Roger desmanchava a qualidade explosiva de sua estrutura, aprendia como sua condição pequena imatura tinha sido truncada no seu crescimento e como ele compensava isso fazendo-se de grande. A geração e assimilação dessas pulsações primitivas na pelve, na cabeça e nas pernas permitiram que Roger criasse novas percepções e formasse um self menos desamparado. À medida que Roger foi vivendo e moldando seus sentimentos foi praticando estar no mundo como um indivíduo separado, alguém capaz de ficar próximo sem ser invasivo. Ele começou a se relacionar com o outro como uma pessoa separada, em vez de alguém a serviço de suas necessidades.

106

O caso de Roger demonstra a transferência e contratransferência envolvidas segundo uma pessoa muda seu estado *overbound* e re-forma a si mesma. Tive de contê-lo e não ser invadido por sua energia e táticas. Eu também tive de ensinar-lhe o sentimento de limites, agindo como seu continente exterior. Tivesse eu me atido à minha própria necessidade de não ser invadido, ele teria experienciado somente repressão e rejeição. Ao criar uma diversidade de respostas aos seus estados, fui capaz de estabelecer uma comunicação pulsatória que se dirigia aos quatro níveis do seu problema e ajudaram a formar uma relação com ele de pessoa para pessoa. Formar essa relação requeria que ele estabelecesse formas de comportamento para lidar com a sua perda de direção passada e sua necessidade de se fazer maior do que era. Seus estados celulares, bem como seus sentimentos e pensamentos, tinham de ser desorganizados e reorganizados. Ao longo de toda essa jornada, eu fui alternadamente útero, mãe, pai, irmão mais velho e, igualmente, um adulto amigo. Ele começou se apercebendo do seu modo de agir, depois aprendeu sobre a organização da sua ação; em seguida, aprendeu a inibir os reflexos programados, e finalmente a construir novos sentidos e finalmente vínculos.

Roger vinculou-se a mim tentando ser grande, para evitar sua pequenez. Essas eram atitudes corporais sentidas que se refletiam na atitude *overbound*, estufada na parte superior do corpo, e na pequenez, carente, invasiva, intrauterina, que dava origem ao seu comportamento emocional e sua autopercepção. Nosso trabalho conjunto envolveu o movimento de fora para dentro das camadas intermediárias, formando uma camada pessoal que permitia gerenciamento. Essa transformação somático-emocional envolveu uma jornada de desorganização de suas tentativas de entrar no outro e a organização de um *self* somático onde pudesse viver. Ao mesmo tempo que eu desorganizei suas respostas reflexas reativas aos outros, ensinei-o a organizar uma história de relacionamento com o outro. Esse é o papel da transformação, não apenas desfazer as mágoas e ofensas do passado, mas formar a partir daí o conhecimento do como se reorganizar num adulto mais próximo da verdade do seu próprio processo. Roger chegou a um lugar onde ele se apercebeu de suas energias fortes, vitais, e suas qualidades penetrantes, intensas e cheias de sentimento. Ele aprendeu que sua qualidade invasiva e intimidatória também resultava do seu alto nível de energia e seu corpo forte. Aprender a formar vínculos para aceitar sua própria qualidade poderosa, bem como as limitações dos outros, era parte do seu crescimento. Roger descobriu a diferença entre formar um impulso e meramente colocá-lo em ação.

TERCEIRA CONFERÊNCIA

Revendo o que foi dito até agora: transferência e contratransferência referem-se a processos de vinculação e desvinculação entre um terapeuta e um cliente. A questão central é de que modo o cliente está ou não está tentando organizar uma situação para si mesmo, criando o vínculo de que ele precisa ou que ele pensa que precisa. "Para crescer, preciso de uma conexão com você, em que você seja uma 'boa mamãe.'" Um cliente cria comportamentos transferindo sua experiência histórica para a situação presente. Basicamente, ele está tentando fazer ou desfazer uma espécie de conexão presente. Esse conceito é uma dimensão básica da terapia.

Transferência significa trazer um estado interno para o primeiro plano e projetá-lo no ambiente imediato. É um estado interno que o cliente traz para a situação terapêutica. Ao mesmo tempo, o terapeuta tenta se comportar de uma maneira autocontrolada ou auto-inibida, por exemplo: "Me sinto carente, não vou projetar isso no meu cliente, vou tentar ser objetivo". Quando as necessidades do terapeuta estão em segundo plano, ele pode ora ser um observador benigno e neutro, ora um participante. Então o ajudador se investe menos na contratransferência, com exceção das situações em que quer ou não se relacionar com o modo como o cliente está tentando se vincular a ele. Nesse momento, toda a questão da maneira como o terapeuta conduz sua terapia vem à tona. Que tipo de relação ele quer? Mas o estado interno do cliente é o que está no primeiro plano, à medida que ele procura formar o comportamento ou as condições que lhe trarão satisfação ou não. É aqui que o pós-pessoal e o pessoal entram em jogo. Um cliente precisa se vincular de uma maneira uterina, maternal, sexual ou adulta. Isso desencadeia a principal operação que o cliente organiza na sua interação. No entanto, pode não parecer assim para o ajudador. A resposta do terapeuta tem a ver com o modo como ele se relaciona com a criança, o adolescente e o adulto do cliente.

Ao trabalhar somaticamente com as pessoas, um objetivo terapêutico básico é que o cliente reorganize sua forma corporal ou emocional, de modo a que possa se comportar diferentemente. A terapia somática não está primariamente preocupada em mudar as imagens mentais de um cliente. Portanto, a natureza da transferência é diferente, na medida em que não são necessárias estratégias para cozinhar o calor da transferência até o conflito interno, gerar dependência, frustrar o cliente e permitir suas projeções, como ocorre no método analítico habitual. Essas questões vêm à tona no minuto em que o cliente compromete sua configuração somático-emocional — duro, rígido, denso, inchado. Uma vez que o terapeuta desafie a estrutura do cliente e o papel que ocupa — o ouvinte, o objetificador, o passivo, o louco — qualquer papel é somaticamente organizado — o que há bem por trás disto são todos os medos emocionais que criaram esse papel. Camada por camada, através do mecanismo que forma o comportamento, a sinfonia do passado e do presente, com todas as suas associações, está lá. A esse respeito, tudo que o ajudador tem a fazer é prestar atenção e ter um modelo para interpretar o que surge. O modelo de vínculo, do modo como é apresentado nessa conferência, é útil porque é um gabarito das maneiras possíveis de fazer conexão.

Visão geral do modelo pulsatório

O *continuum* pulsatório tem três camadas: uma camada pré-pessoal; uma camada social, mais humana; e uma camada pessoal. Esse fenômeno pulsatório busca contato, conexão e uma continuidade que organiza o controle e a forma. O contato está na superfície, a conexão é a camada de baixo, a continuidade é o manejo do processo pulsatório. Juntos, eles fazem uma forma. O contato aumenta e diminui, às vezes é forte, outras nem tanto. A aprendizagem real começa quando o contato é fraco, mas a conexão é forte. O cliente quer ir embora, mas se sente conectado, de modo que pode lidar com a sua vida.

O contato representa um estado com o qual se trabalha, enquanto a conexão representa um mínimo de esforço pessoal; de algum modo é como um estado pré-pessoal. Uma criança não precisa de contato com sua mãe, ela precisa de conexão. Ela se acomodará à conexão e abrirá mão do contato, se isso for tudo que estiver disponível. Por exemplo, os esquizofrênicos querem conexão, não contato. Eles não conseguem lidar com o contato. Então dizem ao terapeuta que ele está chegando perto demais. Certas pessoas querem conexão dentro de uma comunidade, mas não querem um contato intenso, ou querem controlá-lo. Há pessoas que fazem terapia de grupo por muito tempo; nunca trabalham ou falam. Elas só gostam da conexão com o grupo, mas não fazem contato com ele. É importante para o terapeuta reconhecer a diferença entre conexão, um vínculo pré-pessoal, e contato, um vínculo pessoal, de modo que sua resposta seja apropriada.

Há *quatro movimentos* no *continuum* pulsatório:
- O movimento em direção ao outro, auto-extensão, expansão, projeção.
- O movimento de encolher-se, voltar para si mesmo, contração, ingestão.
- O movimento de contenção, homeostase, repouso.
- O movimento de dilatação, preparando-se para a ação.

Quatro distorções ou exageros podem acompanhar esses estados:
- Um aumento na agressão, empurrando, batendo.
- Recuar, retrair-se, não deixando que nada entre.
- Congelar, ceder, abrir mão.
- Dilatar-se para envolver ou fundir-se com o outro.

O primeiro movimento estreita os limites da pessoa, o segundo movimento requer um recuo para desmontar limites, o terceiro movimento congela os limites da pessoa e o quarto movimento amplia seus limites. O primeiro exagero, empurrar, pode ser estar ligado psicologicamente à paranóia e projeção; o segundo, recuar, pode ser associada psicologicamente à depressão; o terceiro, hibernação ou congelamento, está ligado à obsessividade e à passividade, enquanto o quarto, dilatar-se, pode ser associado à mania e à histeria.

Portanto, os quatro movimentos no *continuum* pulsatório são ir para fora, recuar — assimilar ou conter — e dilatar-se. As quatro distorções incluem duas *overbound*, empurrar para longe, bater, hiperatividade; recuar, voltar, subatividade; e duas *underbound*,* dilatar-se, fundir-se, hiperatividade; e ficar parado, congelar, inatividade. Bater é uma resposta hiperativa; é *overbounded*, agressiva, maníaca, histérica. Recuar envolve uma atividade decrescente, é um movimento que se distancia da estrutura. Congelar e dilatar-se envolve graus menores de movimento.

O enquadramento do processo somático é relativístico. Geralmente, o movimento é percebido como asserção, enquanto o recuo não o é; entretanto, recuar pode ser tão assertivo quanto movimentar-se. Um modelo pulsatório considera o movimento para frente e para trás como um mesmo ato assertivo, só que indo para direções diferentes. A noção de pré-pessoal, pessoal e póspessoal também acrescenta complexidade ao enquadramento. O sistema pulsatório não é rígido e absoluto, mas uma maneira de perceber os fenômenos clínicos e, depois, desviar-se com segurança.

Cada função estrutural, levada ao extremo, suscita seu oposto. Você percebe isso num boxeador, ele organiza e focaliza a si mesmo para colocar seu poder no lugar que lhe pertence. Também é possível ficar fora de controle, porque nesse estado ele agora funciona no automático. Mas, quanto mais o ataque focado se intensifica e o medo surge, mais congelado e rígido ele se torna. Ele se comprime até um ponto em que se torna *unbounded*. Esse é o paradoxo — uma organização, levada ao seu extremo, se transforma no seu

---

* *Underbound*: um corpo ou modo de funcionar com poucos limites (N. do E.)

oposto. Um cliente congelado de raiva deveria recuar um pouco, de modo a conseguir conter sua raiva, em vez de explodir com ela. Ocorre o mesmo com uma pessoa que recua e desfaz os limites de si mesmo; se ela for suficientemente longe, acabará nas contrações primitivas, um estado de encolhimento, mas também um estado denso.

Os clientes buscam seu terapeuta com a sua imagem de quem ele é ou quem eles precisam que ele seja. Eles se moverão em sua direção, mas podem ser capazes de fazer isso somente sendo agressivos. Ir em direção de , para eles, é ameaçador. Um cliente pode precisar de uma resposta do seu terapeuta que nunca obteve. Portanto, ele se move na sua direção de uma maneira tensa e rígida. Ele também tem de lidar com as suas respostas. Como poderá trazê-lo de volta se precisar de algo? Ou então outro cliente vem a você de maneira rígida, provocativa, para agitá-lo, portanto você explodirá e ele poderá assimilá-lo. Ou, ainda, você tem um cliente que diz, "han, han, han" — é incapaz de falar — você se vê se precipitando para ajudá-lo e descobre que ele o engoliu.

Portanto, o *continuum* pulsatório envolve quatro movimentos: expansão, contração, contenção em repouso e dilatação. Reconhecemos a auto-extensão e a dilatação como projeção e retraimento, e o repouso como introjeção. Desse ponto pode-se chegar às distorções. Em expansão, ou movimentando-se em direção ao mundo, há a organização, a criação da forma. O retraimento envolve retomar a forma, uma desorganização. Num lugar homeostático há a manutenção da forma. Mover-se em direção ao mundo cria energias excitatórias e emocionais; afastar-se do mundo envolve ingerir as energias excitatórias ou emocionais dos outros. Repousar dá significado à circulação dos estados excitatórios e emocionais. Os estados excitatórios e emocionais, portanto, preparam o estágio da interação do vínculo.

QUADRO DOIS: PULSAÇÃO COMO UM MODELO DA SITUAÇÃO TERAPÊUTICA

A criança ou o pré-pessoal não tem forma, a mãe e a sociedade pedem forma e a interação entre esses dois movimentos cria uma terceira camada, a pessoal. Há uma onda que flui e reflui. No feto ativo, há um movimento normal, de ir e vir, que cria uma membrana entre o que está aí e o feto. Aquela membrana é o separador potencial entre o feto e o mundo. Depois do nascimento, esse mesmo movimento ondulatório continua entre impulsos brutos, as reações do mundo aos impulsos brutos e a zona neutra. A personalidade chega à maturidade quando ela é capaz de assumir suas funções involuntárias e torná-las voluntárias, quando ela pode se apropriar de suas funções metabólicas espontâneas, autoprogramadas, geradoras de excitação, dirigir-se para o mundo, afastar-se dele e regular sua função. Isto forma uma pessoa.

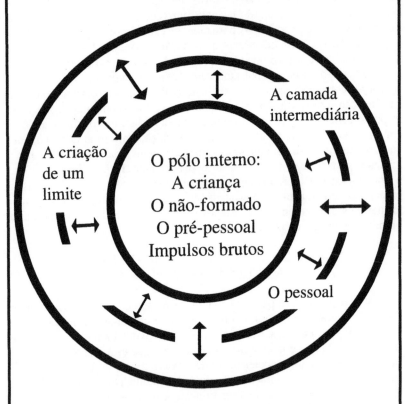

QUADRO TRÊS: COMO SE CRIAM OS LIMITES

O Quadro 3 mostra os processos interativos do como as membranas se tornam estruturadas, como alguém vai de uma membrana semipermeável para uma membrana menos permeável, do como ir da situação de ter limites para a privação de não ter limites. Quanto mais uma pessoa se dirige para fora, mais o mundo resiste, mais as membranas se formam. Quanto mais o mundo invade, mais ela tenta manter o mundo longe, mais membrana ela tem. Quanto mais ela se move para fora, mais rejeitada é, mais membranas faz. Num certo momento, se o mundo exterior não resistir e responder a cada necessidade, as membranas se quebrarão ou ela se retirará para si mesma e, então, terá menos membranas. Essa é a afirmação básica do como ocorrem as distorções da pulsação.

QUADRO QUATRO: ASSERÇÃO E RESPOSTA

O Quadro 4 mostra o movimento básico de dilatação e congelamento do ir em busca e retornar, dilatar-se e refluir, se abrir e retornar. Uma pessoa pega seu estado interno e tenta satisfazê-lo no mundo exterior. Ela projeta sua necessidade sobre o mundo exterior e, depois, traz algo que a satisfaz do mundo exterior e se retrai a si mesma novamente. Este é um processo normal, um processo cíclico, um processo contínuo. Um cliente trabalha com um terapeuta e projeta uma organização ou uma necessidade e, meia hora depois, ele desiste dela e se torna diferente, só para ter o primeiro retorno. Todos nós funcionamos em muitas camadas simultaneamente. Buscar formar a nós mesmos tem a ver com a circulação de estados mais maduros que substituem estados menos maduros. Somos jovens e velhos ao mesmo tempo. Por exemplo, uma criança tenta agir como se fosse mais velha — ela vai e vem entre precisar e não precisar. Esse é um processo normal. Nenhuma criança coloca seus pais como autoridade perpetuamente, e nenhum adulto quer ser uma autoridade continuamente.

No começo de nossas vidas, o *self* pessoal é apenas um potencial, algo a ser efetivado. Basicamente, oscilamos entre o mundo social, a superfície exterior, e o mundo genético, o mundo interior, entre as formas da natureza e da sociedade. O comportamento de um rebanho é um bom exemplo do modelo social. O que acontece é que há uma necessidade que se expande ou se contrai, movendo-se em direção ao mundo ou afastando-se dele, movendo-se do pré-pessoal ao social e voltando novamente. É um sistema de dois níveis, com o terceiro apenas começando a se formar, ou que está tão fortemente formado que age como mediador entre os dois mundos. Uma pessoa tem necessidade de fazer conexão, estabelecer continuidade, afirmar controle. Às vezes, o controle vem de fora. Uma criança quer seus pais para agir como um sistema nervoso maduro, mesmo se esse controle deixar a criança com raiva. Uma criança pode dizer: "Eu quero que você me dê estrutura", enquanto se comporta de modo a que os pais lhe dêem estrutura num dos níveis. Um terapeuta

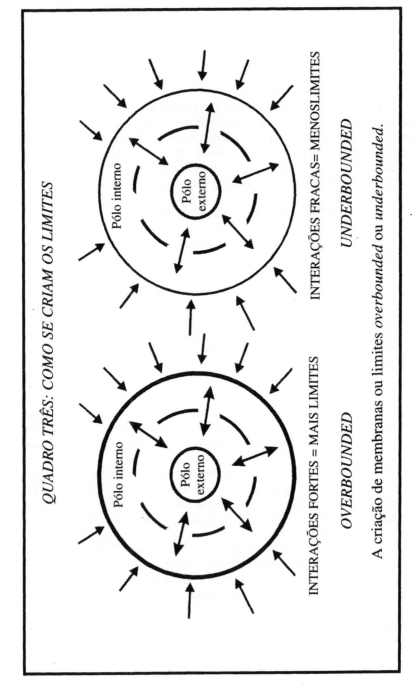

QUADRO QUATRO: ASSERÇÃO E RESPOSTA

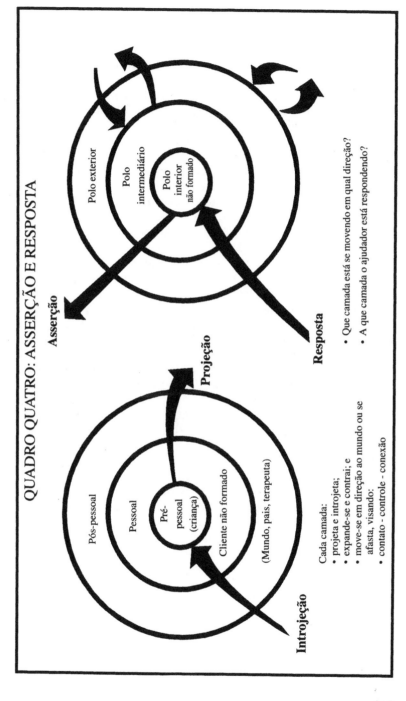

trabalha com um cliente e uma onda de impulsos involuntários vem à superfície. O cliente espera que o terapeuta ofereça a estrutura que lhe permita estar a salvo naquela situação, mas não infantilizado. No passado, estar fora de controle significava desamparo para o cliente; agora, ele realmente não quer voltar a essa condição.

O *continuum* pulsatório vai do mundo para a criança e da criança para o mundo. Por criança, neste quadro, quero dizer aquela parte do cliente relativamente não formada, em busca do objeto apropriado para se projetar, no sentido de encontrar as respostas que a encorajam a se formar. Portanto, este quadro se refere a uma forma jovem que busca a adolescência ou a condição adulta: do aprendiz de atleta ao atleta treinado, deste ao atleta experiente; do jovem pai ao pai em crescimento; deste ao pai amadurecido. Mover-se em direção ao mundo traz, ora aprovação, ora rejeição, o que significa que o comportamento não é apropriado. Este quadro sugere que a terapia lida não com uma criança real, mas com uma forma simbólica, a estrutura emergente do bebê. É claro que nem todos os clientes que buscam ajuda são crianças subformadas. Alguns estão em crise porque estão em transição dentro de uma relação. Eles têm uma nova identidade, que é como uma criança, não é preciso fazer regressão para resolver um problema da relação pais-criança ocorrido trinta e cinco anos atrás. Exemplos disso poderiam ser a pessoa que busca interdependência em vez de independência, ou aquela cujos filhos cresceram, que tem uma oportunidade de ser diferente no mundo, mas encontra uma parte não formada de si mesma procurando emergir. A questãoé que um conflito do cliente nem sempre tem a ver com o passado, mas pode ter a ver com a organização e reorganização da sua forma presente.

QUADRO CINCO: INTERAÇÃO TERAPÊUTICA COMO VÍNCULO PULSATÓRIO

A premissa básica, na terapia somática, é que trabalhar com um cliente envolve um *continuum* pulsatório existindo em um, dois ou três níveis — exterior, intermediário e interno. Um terapeuta interage em todos esses três níveis com um cliente. Todas as camadas do cliente buscam comunicação, em conjunto ou independentemente. E o terapeuta responde ao cliente a partir de uma ou outra de suas próprias camadas. Por exemplo, o terapeuta responde a partir de sua camada exterior, profissional, à camada interior profunda do cliente; o terapeuta também pode sair do seu nível social para o processo primário do cliente; ou, ainda, o terapeuta pode usar seu próprio processo primário para atingir o processo primário do cliente por meio da tela das formas sociais. "Vou me sentar ao lado do divã e comentar o seu processo primário." Portanto, o terapeuta pode nunca interagir de pessoa para pessoa. "Sou uma tela para essa pessoa, vou deixá-la penetrar no meu *self* social enquanto ela projeta sua criança pré-pessoal, seu adolescente ou seu adulto infantilizado." Ele pode usar milhares de outras permutações. Ou, então, o terapeuta pode ter

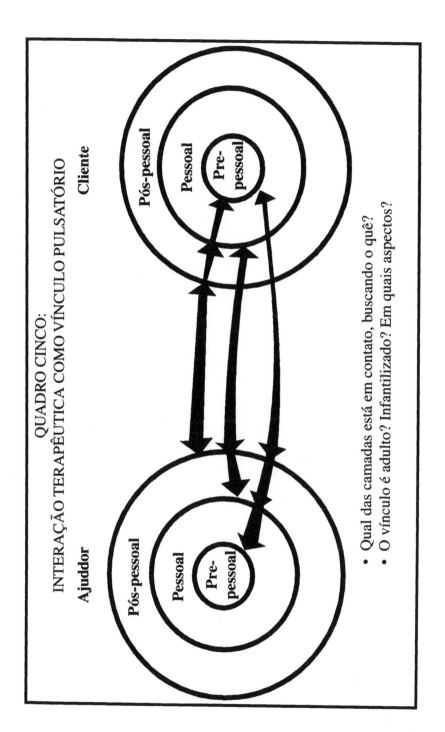

QUADRO CINCO:
INTERAÇÃO TERAPÊUTICA COMO VÍNCULO PULSATÓRIO

- Qual das camadas está em contato, buscando o quê?
- O vínculo é adulto? Infantilizado? Em quais aspectos?

um bom relacionamento com o cliente e, à medida que as ondas de contato do cliente aumentam em intensidade e se tornam cada vez mais profundas, o terapeuta responde com mais níveis de forma, imagens e sentimentos. Que *self* o cliente busca projetar à sua frente e que tipo de resposta busca do terapeuta? O *self* pré-pessoal do cliente está buscando uma resposta pré-pessoal? Ele está fazendo do terapeuta a mãe ou a sociedade? O que ele precisa de você? Este quadro fornece um quadro de referência para considerar a projeção e o retraimento como fenômenos pulsatórios.

Os quadros anteriores ajudam o terapeuta a lidar com a complexidade. Já que há tantas interações possíveis, várias compreensões são necessárias. Primeiro, cada cliente é complicado, e o ajudador tem de de se seurpreender e talvez se confundir com o que emerge. Segundo, é possível identificar três mundos, dentro, no meio e fora, à medida que ele interage com você. Mas, mais importante, esse quadro demonstra que o contato com um cliente é um processo que conduz a um padrão de comportamento organizado. Embora muitos desses processos sejam semi-automáticos ou automáticos, é possível para o cliente tirar pedaços deles para construir sua vida pessoal.

Se um cliente não tem limites, por exemplo, o terapeuta tem de ser um limite para ele, até que o cliente aprenda a fazer o seu. Isto é o que as instituições externas fazem, elas garantem a forma. O que o cliente projeta em você? Para o cliente, o terapeuta pode representar o pólo exterior, a mãe, o pai, o outro ou os três de uma só vez. Ele coloca o controle em você, ele quer que você o controle. Quem controla o quê, ou faz ambos controlarem a situação? Ou, então, ele controla demais, para ver como você reage. Ele quer ver como você responde à separação e proximidade. Vínculo significa conexão, contato, controle e inclui tanto a aceitação quanto o distanciamento. Esses quadros perguntam: qual é o nível de proximidade, qual é a quantidade de distância e quem determina qualquer um dos dois?

Há múltiplos níveis de realidade. Você pode ter um cliente que é adulto na superfície mas infantilizado na realidade, ou um terapeuta que age como um adulto mas é tão infantilizado quanto o cliente. O que acontece entre eles é a tentativa de estabelecer um *continuum* pulsatório, através do qual sintam seu próprio processo de crescimento ou de produção de forma. Para a maioria das pessoas, existem todos os níveis. Somos crianças, adolescentes e adultos. Todos nós sentimos isso quando fazemos amor. Sentimos a superfície exterior, os interiores, chegando mais perto, o movimento de vai e vem. Portanto, não deveria ser difícil se lembrar desse mesmo processo numa interação terapêutica.

Lembre-se, o ser humano funciona como uma série de eventos organizados, organizando outros eventos. A pessoa não é três camadas pulsando. Ele é um processo de organização e desorganização, uma cadeia de eventos no tempo. Numa sessão, um cliente será jovem, na outra, mais velho. Num determinado momento é intuitivo, depois volta para o seu modo dominante, analítico. Vejo que há uma sinfonia de formas, à medida que o cliente luta para estar

118

com você, tentando organizar o seu comportamento na sua frente. Por exemplo, dizer que uma pessoa organizada rigidamente deveria ser mais solta ou relaxada é uma resposta errada. A questão é: o que está tentando se organizar ou se desorganizar? Essa pessoa *overbound* está tentando organizar um ataque ou tentando se tornar mais receptiva?

Nessa sinfonia de formas, há uma mudança de uma para outra, com freqüência muito rápida. Você pode não dizer nada, mas apenas reconhecê-la e, então, esperar pela hora certa para se dirigir a essa forma. O processo somático vê o *self*, não como uma estrutura coerente, mas como partes e pedaços circulando em torno da forma. Cada um tem uma forma consensual e dúzias de outras formas que assume durante o dia. Cada uma manda uma mensagem sobre nós mesmos.

Embora o Quadro 4 implique que os três *self* sejam integrados, isto não é verdade. Eles ocupam o mesmo espaço, podem até falar um com o outro sem saber. Todos têm um *self* pré-pessoal que nosso *self* pessoal e social não compreendem. Somos conduzidos por apetites que nos forçam a fazer coisas estranhas em diferentes partes do dia, como comer, evacuar, dormir. Mas não sentimos esses impulsos em outras partes de nós mesmos. Cada parte do organismo tem pouca conexão com a outra, elas circulam como entidades separadas. Nosso trabalho é fazer com que se manifestem as moldagens da conexão. Portanto, se alguém perguntar: "Quem sou eu?", a resposta é: "Em que dimensão?" Na pré-pessoal? Uma máquina reprodutora. Socialmente? Uma unidade de trabalho, parte da máquina de impostos. Constitucionalmente? Um mesomórfico-ectomórfico, de acordo com as categorias de William W. Sheldon. Pessoalmente? É o que está buscando forma.

Para resumir, os estados descritos nesses quadros tornam-se manifestos quando você trabalha somaticamente, ajudando as pessoas a desorganizar suas contrações e tensões crônicas, quando você encoraja as ondas excitatórias, quando você organiza ou desorganiza posturas. Então os clientes ficam muito mais disponíveis. Você vê a comunicação entre o trabalho que eles fazem consigo mesmos e o lugar em que estão nas suas vidas.

Os três níveis do cliente se relacionam, de algum modo, aos três níveis do terapeuta. Muitas vezes, um cliente engancha no nível pré-pessoal do ajudador, porque é daí que ele se comunica basicamente e o ajudador tem de formar uma comunicação social para o cliente, porque ela não existe. Há outras vezes em que o terapeuta forma uma conexão social com o cliente e trabalha de outra maneira. O Quadro 5 sugere que tipo de relação quer o cliente com o ajudador. O cliente pode não querer integração em todos os três níveis. Ele pode apenas querer fazer uma relação entre seus níveis pré-pessoal e pessoal, ou trazer seu nível pré-pessoal para o mundo social. Ele pode não querer formar um vínculo com o ajudador de mais de uma hora. Ele não quer uma relação pessoal de longa duração.

O modo como um cliente se vincula com o terapeuta pode também ser um modelo para o modo como ele faz ou não faz um vínculo com o mundo. A menos que você conheça o cliente no seu ambiente social, tudo o que pode descrever é o modo como ele se relaciona com você no seu consultório e esperar que alguma coisa de lá lhe sirva. No entanto, você de fato aprende o que são os seus estados pré-pessoal, pessoal e pós-pessoal ao observá-lo fazer exercícios somático-emocionais, ou a partir da linguagem que ele usa para descrever sua experiência. Então, não seria difícil dizer a um cliente que ele se projeta no seu chefe e faz dele um seio para alimentá-lo. Mais do que isso, você pode apontar por que motivo isso não funciona, ou perguntar por que ele transforma o trabalho numa situação maternal.

Meu ponto de vista pessoal é que a resolução da dinâmica intrapsicológica e a dinâmica um-a-um, manifestadas nas situações terapêuticas, preparam o estado celular para que uma pessoa se relacione com o mundo diferentemente. Não vejo o trabalho do terapeuta como ajudar o cliente a funcionar de modo mais proveitoso no mundo, no seu trabalho ou melhorando seu casamento. A tarefa é ajudar o cliente a estar com ele mesmo de tal maneira que ele forme uma vida ou tenha algo a dizer na formação de sua vida. Meu interesse como terapeuta somático é o modo como um cliente está com ele mesmo e o modo como ele forma uma conexão com outra pessoa e demais ingredientes que acompanham isso.

Cada pessoa que existe se torna algo, a natureza programa isso. Caminhamos da condição de embrião a feto, de criança a nos tornarmos adultos e, depois, ficamos velhos e morremos. É claro que as famílias, a sociedade e as circunstâncias passam por cima de nós, às vezes, como um bastão de beisebol, e se asseguram de que nos tornemos o que eles querem. Mas nem todo mundo forma um *self* pessoal. A maioria das pessoas antes vive vidas que são compromissos entre o pré-pessoal e o pós-pessoal. E, ainda que não haja nada de errado em se colocar nas mãos do destino ou seguir a vontade de Deus, existe uma grande sabedoria em formar uma vida.

O terapeuta pergunta: "Quem é o cliente e o que ele está procurando formar?" Ele tem uma relação pessoal com seu nível pré-pessoal e, portanto, quer apenas que seja vivido? Quando Georg Groddeck formou o conceito de id, ele afirmou que o id vive o ego, que o ego está a serviço do id. Freud não podia aceitar isso, embora aceitasse o conceito de id. Freud disse que, onde quer que o id estivesse, lá deve estar o ego. Para Groddeck, era exatamente o contrário. E a terceira possibilidade é que, aonde quer que vá o ego, aí deve estar a sociedade. Nesse sentido, seria o superego. No entanto, eu preferiria ser moderadamente oprimido pela sociedade do que viver numa tribo, oprimido pela natureza. Pelo menos sei de onde vêm minhas três refeições. Essas são as escolhas.

QUADRO 6: OS QUATRO MOVIMENTOS E SUAS DISTORÇÕES

Aqui você vê os quatro movimentos e sua direção: mover-se em direção ao mundo, mover-se para longe do mundo, repouso e dilatação, preparando-

QUADRO 6:
OS QUATRO MOVIMENTOS E SUAS DISTORÇÕES

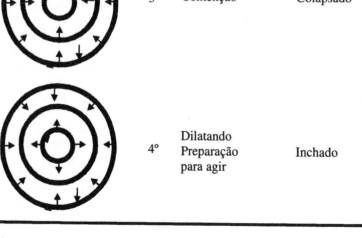

se para repetir o ciclo. Repousar, ficar dentro de você, vem antes de se dilatar; a preparação para se mover em direção ao mundo, portanto, é um movimento cíclico. Essas quatro formas representam movimentos normais em direção ao mundo e para longe dele, e há quatro fases:

Expansão para dentro do mundo, asserção
Retração, voltar para você mesmo
Repouso, contenção
Dilatação, ficar pronto para agir

No *continuum* pulsatório, a forma expressa uma função pretendida. "Quero ir em busca, estou me expandindo, estou me movendo em direção ao mundo." "Já tive o bastante, estou me retirando, preciso ficar sozinho." Todos nós nos movemos e penetramos no mundo. Depois nos retraímos sem nos retirar do mundo e entramos num lugar de repouso moderado, até que começamos a nos dilatar com os subprodutos do nosso próprio metabolismo e ficamos prontos para agir novamente — quatro movimentos possíveis dentro do *continuum* pulsatório. Esses quatro movimentos têm formas correspondentes: rígido, denso, inchado e colapsado. Um outro modo de dizer isso é: firme, recuado, inflado e receptivo. Com uma forma agimos no mundo, com a segunda firmamos nosso chão, com a terceira nos preenchemos de nós mesmos e, com a quarta, criamos uma forma por meio da qual nos sentimos à vontade e receptivos. Nos engajamos firmes para assumir tarefas, nos retiramos e recuamos para manter o que é nosso, estamos cheios de nós mesmos, e não temos necessidade de agir, então descarregamos e ainda assim nos sentimos repousados. Temos um ciclo onde estamos sub-inflados, inflados, segurando a nossa inflação e depois agindo. Um estado básico de repouso, a geração de excitação, o manter a excitação parada e, então, agir sobre ela. Há duas formas de movimento para fora e duas formas de movimento para dentro. Nesse ponto, é apenas um *continuum* de formas; não é patológico. As duas camadas externas, agindo e mantendo a posição de alguém, são estados *overbound*, fazendo limites, atividade. *Underbound* envolve menos atividade, menos limites, um repouso, um descanso.

A patologia começa quando há uma incapacidade para desorganizar uma forma, sempre excitada mas nunca com premissão para agir, carregada e cheia de potencial, mas sem uma estrutura para agir. O resultado é manipulação e sedução, fazer com que os outros façam por você. Um compulsivo, por outro lado, nunca descansa, mas ganha aprovação pela atividade, até durante o sono ele está sonhando conscientemente.

Essas são as formas pelas das quais um cliente inicia a terapia. Ele pode iniciar a terapia numa forma distorcida, a pessoa obsessiva sempre se preparando para agir e estabelecendo categorias mentais, como um caçador cercando um animal. Você vê a sua atividade, presa na forma, impossibilitada de organizar outra. O que ele quer é ora que o ajudador aceite sua forma, ora que a desafie, ora que o ajude a mudá-la. "Eu quero que você seja os pais que vejam que tenho algo de bom a dizer." Ou "Fique longe de mim, porque se você me aceitar, serei um adulto e, portanto, terei de tomar conta de mim." O ajudador pode não entender a superatividade do seu cliente. É o adulto que se aproxima do terapeuta ou a criança? Ao organizar comportamento, o cliente diz: "Eu quero ser uma criança no meu corpo adulto. Meu terapeuta, você vai me deixar ser um menino? Ou preciso crescer, ser um adulto, trabalhar e não me divertir? Eu sempre tenho de tomar conta da minha família e nunca estar na posição de receber amor? Só consigo amor por fazer um bom trabalho?" Ou o cliente diz o oposto: "O que você quer dizer, amor significa colocar a outra pessoa dentro de mim? Eu gosto da minha imagem, não quero que meu corpo mude, vou-me embora fazer ginástica." Portanto, a transferência é a maneira pela qual um cliente apresenta a si mesmo ao terapeuta, a forma que ele apresenta ao terapeuta e, igualmente, o que ele quer como resposta. O terapeuta pode responder de uma de duas maneiras — afirmando ou rejeitando. Um terapeuta não sabe isso no começo. Mas a maneira com que um cliente apresenta a si mesmo dá ao terapeuta uma pista sobre o como responder. Você se confronta ou age de modo receptivo com os rígidos e densos? Você deixaria o inchado entrar dentro de você ou o impediria e daria a ele um suporte para entrar dentro dele mesmo? Você entra na pessoa fraca para dar a ela um sentimento de estrutura ou faz com que ela venha para fora, em direção a você, de tal modo a construir sua própria estrutura? Essas são questões complicadas sobre mudança e reorganização da forma.

Um cliente se move em direção a você ou você tem de se mover em direção a ele. Você precisa ser confrontador com um e responsivo com outro. O cliente *underbound* envia uma mensagem: "Quero ser você, ou impeça-me de ser você." Ele precisa entrar dentro de você para restabelecer um estado intrauterino incompleto, por exemplo, os *borderlines*, os esquizóides. Eles precisam de um ajudador para ser um útero receptivo. Eles precisam estar dentro de você como se você fosse uma mãe. Essas experiências enchem você de admiração e humildade. Você reconhece o que é estar conscientemente num mundo prépessoal, em que a outra pessoa o lê como você mesmo. Você sente a circulação de dois seres como um só. Insistir prematuramente afirmando que o cliente não tem direitos dentro de você trai sua justa expectativa. Você deve conduzilo pelos estágios de crescimento, desenvolvimento, compartilhamento e pelas experiências pós-uterinas, em que ele só suga em vez de receber sangue, e assim por diante. Dessa maneira, ele cresce e se introduz no estado *overbound*.

Depois há os clientes *overbound*, nos quais você precisa se transformar, nos quais é preciso entrar. Eles precisam sentir que, se alguém entrar dentro deles, não desaparecerão. Se deixarem outra pessoa entrar dentro deles e a sentirem, aprenderão o que é empatia e identificação com outra pessoa. Aprenderão que receber alguém não é humilhação ou devastação. Essas pessoas tiveram mães invasivas, que entraram dentro deles e as devastaram. Agora, qualquer um que se aproxime é percebido como um perigo para o *self*. Geralmente, as formas mais rígidas e densas tentam manter o terapeuta do lado de fora, mas você precisa entrar nelas, estar com elas no nível do processo primário, em que há circulação de imagens e livre associação de idéias, para encorajar o sentimento pulsatório de estar com o outro sem humilhação. É isto que significa transferência. De que modo essas formas estruturais afetam você? O que fazem emergir em você? O que a pessoa rígida, o confrontador, o que inflama e invade ou o que recua, o que cada um deles produz em você? Um terapeuta tem de organizar diferentes formas para diferentes clientes. Em última instância, trata-se do modo como você e o cliente permitem a existência de uma realidade pulsatória e emocional e o modo como você honestamente permite, encoraja ou rejeita as formas que estão emergindo nele, o tipo de pessoa que ele está lutando para ser. Se você, como ajudador, pensa que um cliente deva ser solto no mundo, receptivo para o mundo, um como Buda, o que faz com uma pessoa que tem componentes fálicos fortes, alguém que gosta de atacar o mundo? Ou, se você se sente intuitivo e emocional, o que faz com uma pessoa analítica, racional? Você pode querer trazer à tona a função inferior, que o impede de ser mais integrado, mas não às custas de uma solicitação excessiva da sua forma dominante ou emergente.

QUADRO 7: AUTO-EXTENSÃO, AUTOCOLHIMENTO E SUAS DISTORÇÕES

Um terapeuta se senta com um cliente e o vê se movimentar em direção a ele ou se afastar, enquanto ele faz o mesmo. O terapeuta tem uma reação social, instintiva e pessoal. O cliente tenta buscar o terapeuta de uma maneira instintiva, compartilhar idéias, ou fica na ambigüidade sobre o modo como construir uma relação pessoal, algo que não é natureza nem sociedade.

Todos nós temos uma forma dada pela natureza que é vivida como nosso tipo constitucional. Todos nós temos uma forma dada pela sociedade. Não existiremos por muito tempo, a menos que adotemos a forma da civilização. Agir de outra maneira é ser isolado num hospital psiquiátrico ou numa prisão. Aquelas formas refletem o padrão de tensão que tentamos adotar para obter a aceitação da sociedade. Mas todos nós também temos uma forma pessoal. Para alguns, a terapia é considerada principalmente como a relação entre as demandas sociais e as demandas instintivas. "Volte atrás e reconstitua-se a si mesmo como animal e, depois, volte para cá e seja civilizado", é o que dizem. O que eu digo é que o cliente tem a possibilidade de ser um animal personalizado, não totalmente no pré-pessoal, nem no social, nem tampouco comprometendo-se entre os dois, mas formando um corpo pessoal. Quando vivemos nos três mundos, temos a oportunidade de criar uma expressão pessoal.

De que modo um cliente se move em direção ao terapeuta e como volta para si mesmo — essa é a questão. Cada criatura viva vai para o mundo e volta para si, até para respirar. Esse movimento de expansão e contração, em direção ao mundo e de volta ao *self*, é um evento cíclico, que se manifestará no encontro terapêutico. Os terapeutas muitas vezes impõem na terapia afirma-

QUADRO 7: OS MOVIMENTOS DE AUTO-EXPANSÃO, AUTOCOLHIMENTO E AS DISTORÇÕES

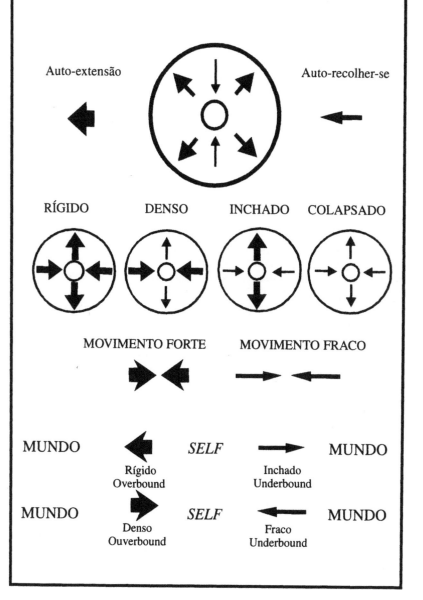

ções sobre o modo como pensam que eles ou os clientes deveriam ser. Criticamos a nós mesmos por recuarmos ou estarmos ausentes, em vez de tirarmos vantagem do modo como nos presentificamos, o modo como queremos recuar e o que isso significa para nós. O cliente diz: "Oh, eu não estou aqui. Como foi acontecer de eu não estar aqui, onde estou? Supõe-se que eu deveria estar aqui." Em vez de vigiar a si mesmos, os dois lados poderiam falar sobre como estão ou não presentes, ou o modo como formam um vínculo e, depois, como desfazem. O cliente vem para fora de uma maneira forte ou suave? Ele tenta penetrar você? Quando começa a recuar, puxando-se para trás? O que acontece se você, terapeuta, criar uma distância? Em que momento ele se recolhe em si mesmo? Esses são os quatro tipos e os quatro movimentos — vir para fora de uma maneira rígida ou inchada, recuar de uma maneira mais dura ou mais suave (Quadro 7).

A excitação sexual ilustra os quatro movimentos. Não há penetração da outra pessoa, a menos que haja uma quantidade moderada de rigidez. Os seios e o pênis precisam ficar eretos. A vulva se dilata. É preciso haver uma certa quantidade de rigidez organizada para formar um canal para entrar no mundo. Depois de organizar a rigidez para vir para fora, tem que haver uma suavização gradual, para realizar a penetração. Você recua, flui para dentro de si mesmo e vem profundamente para dentro, de uma maneira mais suave. Assim, ir para fora e voltar para dentro envolve quantidades de rigidez ou qualidades *overbound*, formar limites, ou *unbounding*, desfazer limites, romper barreiras. As imagens acompanham o ato sexual — penetração; expansivo, inchado, incorporar, invadir; voltar, defender, manter seu lugar; e afundar dentro de si mesmo, hibernar, sair de si.

Esse Quadro demonstra as diferentes maneiras de ir para fora e as formas com que se parecem. O foco é o modo como o cliente tenta se vincular. É disso tudo que fala a transferência. Se ele quer formar um vínculo com você de uma maneira rígida, você quer suavizar sua rigidez prematuramente? Ou, se ele tenta manter seu território, você vai atacá-lo? Ou, ainda, se ele quer se retrair com relação a você, tem de persegui-lo e dizer-lhe que não está em contato? Essas são as perguntas a fazer.

QUADRO 8: O VÍNCULO DOS QUATRO TIPOS

Cada cliente quer, de uma maneira ou de outra, ter a coragem de entrar no seu consultório de todas as maneiras que forem verdadeiras para ele no momento e, em seguida, encontrar maneiras de se afastar. Durante a sessão, você pode perceber quando o cliente começa a se retrair. E muitas vezes, ele compensa isso, falando mais. kEstou dizendo não é que o cliente fala mais, mas como ele tenta interromper o afastamento do terapeuta.

A afirmação básica é que toda pessoa busca ser dona da forma da relação. Foi negado ao cliente um sentido de domínio no passado e é isso que precisa ser defendido no presente. Toda pessoa tem esse conflito básico — o

126

modo como ela vai formar ou não a relação na qual ela está. Ela deseja ter um sentido de continuidade e controle na sua vida, pedindo para ser compreendida ou desafiada. O tema básico é a emergência do como a forma tenta concretizar ou dissolver a si mesma. Uma pessoa busca ter controle, contato e conexão com seu próprio processo. A parte complicada disso é que certas pessoas só podem fazê-lo por intermédio de outras. Elas só podem ter controle, contato e continuidade com elas mesmas aceitando a forma dos outros ou ganhando os outros, para lhe dar forma. Quando eu estudava em Zurique, Medard Boss disse: "Há dois tipos de pássaros, todo um agrupamento de pássaros sentados juntos e, mais longe, um pássaro sozinho. Um dos pássaros do agrupamento alça vôo e todos o seguem, mas um pássaro ainda fica ali." Portanto, há pássaros que precisam de contato e pássaros que precisam ficar sozinhos. Do mesmo modo, certas pessoas gostam de estar no bando, mas outras precisam de uma relação com o bando que seja levemente distante.

Tentar controlar uma situação e tentar controlar seu interior é algo semelhante, de algum modo. Há muitas pessoas que tentam mudar seu mundo exterior, bem como outras que tentam mudar seu mundo interior com relação ao exterior. Essas são escolhas, escolhas constitucionais e psicológicas. Se você mudar o seu estado interior, também mudará seu estado exterior.

O Quadro 8 continua definindo a noção de projeção e introjeção. Um cliente toma seu estado interno, que representa seus impulsos, e o impulsiona em direção ao mundo. Ele projeta no ambiente o que precisa estar nele para que funcione. Qualquer movimento em direção ao mundo carrega com ele toda uma série de projeções e suposições. Quando você desmancha a estrutura de defesas de um cliente, quando você encoraja uma pessoa a se movimentar de certa maneira, respirar de certa maneira, se exercitar de certa maneira, você estabelece um desafio indireto à sua estrutura. Esse desafio acende a chama e cria imagens e impulsos que começam a se movimentar em direção ao mundo. A projeção do cliente pode não ser tão rápida como o mundo, pode chegar à sua tela superficial, mas ainda será um movimento para fora, em direção ao mundo, e um movimento para trás, em direção ao seu mundo internalizado.

O modelo pulsatório de contato e distância mostra que é impossível estar no mundo sem o outro. O Quadro 8 mostra o movimento em direção ao mundo e a projeção de estados internos, necessidades e lembranças para o mundo, esperando um certo tipo de resposta. Um cliente que não teve pai busca um pai em cada homem que encontra. Ele projeta no outro uma resposta paternal e se desaponta quando não a obtém.

Cada impulso que surge numa pessoa busca um ambiente parental nos seus estágios iniciais. Por exemplo, alguém me deu uma máscara recentemente, então fiquei interessado em aprender sobre máscaras. Pensei em ir a uma biblioteca e retirar um livro a respeito, mas depois decidi falar com um amigo que conhece máscaras. Com essa projeção, fiz o primeiro limite. Eu

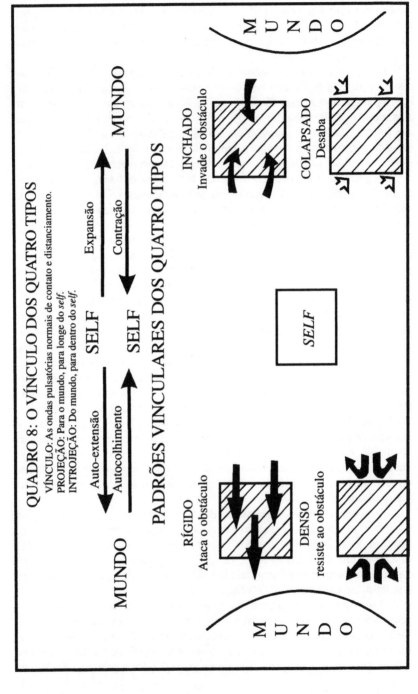

queria uma resposta a algo novo, então procurei, à guisa de informação, um corpo mais experiente. Teria sido inapropriado se eu meramente seguisse uma autoridade por toda a linha, em vez de introjetar o diálogo, para que meu interesse crescesse.

O Quadro 8 mostra o movimento do cliente em direção ao mundo e de volta para si mesmo. O auto-colhimento e a auto-extensão, a expansão e o recuo. Esses são termos diferentes para o mesmo fenômeno, dependendo do nível de organização do cliente. Se ele vive no nível pré-pessoal, simplesmente se expande e contrai; se ele tem algum papel social ou um *self* pessoal, então se movimenta em direção à sociedade ou a um *self* pessoal. A parte de baixo do Quadro mostra o que acontece quando diferentes tipos de clientes encontram um obstáculo ou um desafio. O rígido o atacará, tentará derrubá-lo. O inchado o invadirá e cercará. O denso se desviará dele. O fraco desabará sob seu peso. Esse é o ciclo normal de expansão e contração e o modo como ele organiza maneiras de se aproximar ou se afastar no mundo. As imagens do rígido e do inchado parecem semelhantes, mas diferem. Para compreender a diferença, imagine como é ser seduzido. Alguém se move em direção a você de uma maneira muito assertiva e o engole. Mas ele não te engoliu, ele te invadiu. É diferente de dar um murro no nariz. É como diz o velho ditado: "O objetivo da guerra não é vencer, mas abrir seu próprio caminho."

O terapeuta faz a pergunta: de que modo o cliente está tentando se aproximar, de que modo está tentando formar um vínculo? De que modo responde o terapeuta? Ele insiste no seu próprio jeito? Certas pessoas fazem contato vigorosamente. Outros o implantam sub-repticiamente. Alguns o convidam, enquanto outros resistem. Há clientes que gostam de discutir, outros que gostam de brigar, outros que gostam de deixar você ricochetear neles, outros que o deixam entrar para que possam assimilá-lo, e há aqueles que gostam de cercá-lo e invadi-lo.

A vida interior é semelhante a uma dança interna que ocorre entre o social, o pré-pessoal e o pessoal. Muitas vezes, o conflito interno entre o pré-pessoal e o pessoal é projetado externamente, no mundo. O diálogo formativo que cria a relação entre o *self* pessoal e o *self* instintivo, é operado pedindo que o outro assuma o papel de sua própria vida interna. "Eu não posso controlar a mim mesmo, você por favor me controle. Estou avassalado pelos meus próprios processos internos, você por favor seja meu adulto. Tenho uma necessidade pessoal de parar a mim mesmo em função do meu pré-pessoal, mas faço isso me fundindo nas suas sensações. Não posso ser meu próprio adulto, mas posso ser o seu. Não posso enrijecer a mim mesmo, mas posso levá-lo a fazer isso, portanto vivo através de você o que não posso viver em mim mesmo." Ou a pessoa fraca, "Não posso formar um limite ou uma estrutura interna, então vou levar você a consegui-lo para mim."

QUARTA CONFERÊNCIA

Desfazendo o vínculo

O trabalho do processo somático olha para o modo como um cliente estruturou sua experiência passada e o como pode desestruturá-la para formar uma nova estrutura. Quando a maneira de um cliente ir para fora e voltar para si está truncada, sua forma torna-se reprimida ou distorcida. Ele então projeta suas necessidades no mundo de formas estilizadas. Um foco central do trabalho com o processo somático é desorganizar esses padrões musculares e somáticos. Isto se chama enraizamento,* um processo somático, psicológico e emocional, que envolve imaginação, pensamento, sentimento e ação.

As relações que um cliente teve com outras pessoas significativas na sua infância, meninice e na adolescência determinam a proximidade ou distância de seu vínculo com o terapeuta. O terapeuta observa isso pelo modo como o cliente se aproxima ou o afasta dele, pelo modo como o invade, o assimila, permanece arredio, se agarra a ele ou se recusa a deixar que as coisas aconteçam. Esses são padrões musculares e emocionais: um peito afundado, derrotado, um queixo retraído, um pescoço rígido e precavido, uma pelve agitada, uma barriga encolhida, amedrontada, ou ombros curvados de raiva. Diferentes padrões podem indicar expectativas de humilhação ou rejeição. O cliente pode desejar lutar com o terapeuta ou agradá-lo. O passado histórico do cliente está presente, à medida que ele espera que o terapeuta discuta com ele, o humilhe, seja subserviente ou o rejeite, satisfaça cada uma de suas necessidades, seja gentil ou cuide dele quando

---

*Grouding (N. da T.)

130

se sente infantilizado. Sua transferência do passado para o presente é certamente o primeiro passo para tentar estabelecer contato, do modo como conheceu contato.

Um terapeuta somático ajuda um cliente usando o método dos Cinco Passos (*Embodying Experience*, Center Press, 1987).* As dependências, terrores, medos escondidos e humilhações do cliente se expressam na forma do seu corpo. Essa expressão somático-emocional é o Passo Um, sua organização é o Passo Dois. O Passo Três é o modo como o cliente desorganiza sua estrutura. A incubação de sentimentos, associações, *insights* é o Passo Quatro, e seu impulso em direção a uma nova organização é o Passo Cinco.

OS CINCO PASSOS

Passo Um: A história do cliente, sua situação, a maneira como ele tenta se vincular ao terapeuta, seu comportamento crônico, seu papel habitual.

Passo Dois: Como o cliente organiza muscular e emocionalmente a sua história, situação, vínculo, comportamento e papel.

Passo Três: Como o cliente desorganiza a expressão somática e emocional da sua história, situação, vínculo, comportamento e papel.

Passo Quatro: Como o cliente lida com o surgimento involuntário de associações, memórias e sentimentos.

Passo Cinco: Como o cliente usa a si mesmo para estabelecer uma nova história, vínculo, situação, comportamento e papel.

Cada um desses passos está associado a determinados sentimentos e pensamentos. Terei sucesso construindo meu papel e apresentando meu desempenho? Serei rejeitado se não construir meu papel e não puder ou não apresentar meu desempenho? Serei abandonado, posto de lado ou deixado sozinho se eu levar muito tempo para mudar? Consigo suportar o desconhecido, à medida que tento me re-formar? De modo similar, os terapeutas respondem a esses diferentes estágios do seu próprio jeito. Podem ficar ansiosos, rejeitadores, precavidos ou identificados em demasia com qualquer um desses estágios, desejo, organização, desorganização, associação e sentimento — e re-forma.

Os estágios do como um cliente se vincula a um terapeuta podem ser reorganizados. Ao buscar crescimento e contato no nível do desenvolvimento e das emoções, o cliente se movimenta em direção ao terapeuta e se afasta dele. Ele se vincula e faz contato, depois se desorganiza para fazer um contato diferente. Por meio desse processo, ele aprende sobre proximidade, distância e como manter e interromper o contato, a continuidade e o controle. Quando um terapeuta participa do processo de desfazer a maneira como o cliente se vincula a ele, as necessidades de proximidade e suporte do cliente

---

* Traduzido no Brasil pela Summus, em 1995, com o título *Corporificando a experiência*.

permanecem intensas. Podem surgir medo de solidão ou abandono, até que o cliente aprenda a lidar com as tempestades de excitação e emoção que ameaçam sua integridade organísmica. Um cliente pede resposta e, quando a recebe, isso o ajuda a formar independência.

Vincular e reorganizar o vínculo requer que terapeuta e cliente aprendam o modo como funcionam, explorem suas experiências e associações passadas e aprendam as habilidades do automanejo e do controle. Os Cinco Passos fornecem uma estrutura para essa aprendizagem.

Os Cinco Passos: somatizando o vínculo

PASSO UM: Peço ao cliente para descrever sua postura somática com relação a mim, por exemplo, ser submisso, ficar a postos para lutar ou tentar me agradar. Ele pode descobrir que seu estilo aplacador envolve a organização muscular de enrijecer o pescoço e sorrir, ou estufar o peito, uma postura psicológica de bravura exagerada ou sexualidade. Ele começa a reconhecer, no PASSO DOIS, seu padrão de contrações musculares. Ele vê como estão conectadas as lembranças, associações e sentimentos de mágoas passadas, em situações nas quais ele precisava defender a si mesmo muscular e psicologicamente. Ele reconhece o quanto está misturado ou imerso na sua história de mágoas e desapontamentos e como projeta as necessidades do passado no presente, fazendo do terapeuta uma figura de autoridade amedrontadora ou receptiva.

Quando desafiado a desorganizar seu padrão, lentamente desmanchando sua organização emocional e muscular, PASSO TRÊS, o cliente começa a sentir o medo de estar sem estrutura. Ele pode se lembrar do terror ou do desamparo e senti-los internalizados. Separação e desorganização ajudam a criar uma distância daquilo que foi internalizado e cindido do autoconhecimento. Por exemplo, o pescoço rígido de aplacação esconde sentimentos de terror, associados à rejeição do outro. No PASSO TRÊS, desorganização, o terror é transferido para o terapeuta, que é chamado a não agir como os pais ou as autoridades do passado. Além disso, o desamparo do cliente pode transformar-se em raiva ou choro. Como terapeuta, você lida com sua própria reação ao terror, ao desamparo, à raiva ou às lágrimas do cliente e tenta ensinar-lhe que a desorganização não precisa ser associada ao desamparo do passado. Assim, ele pode aprender a conviver com a sua desorganização emocional.

Quando formas internalizadas de vínculos passados são desorganizadas, o cliente entra num estágio sem forma, o PASSO QUATRO. Aqui, as imagens

132

e sentimentos passados incubam e o cliente aprende a integrar as lições da sua dor de modo diferente. Esse lugar da restauração emocional, muscular, psicológica, dá surgimento aos sentimentos e *insights* que capacitam o cliente a fazer outro tipo de vínculo com pessoas significativas, o PASSO CINCO. Esse passo demanda uma atitude responsiva e interativa por parte do terapeuta. Formar um novo vínculo não é somente um ato da imaginação ou do sentimento; envolve as maneiras pelas quais o cliente pratica usar seu cérebro e músculos para integrar a aprendizagem emocional, imaginativa, com uma conexão de contato que ele possa controlar ou gerenciar.

Esse processo dos cinco passos do vínculo, desmanchar o vínculo e revincular, é um padrão pulsatório de expansão e contração, organização e desorganização. É semelhante ao embrião mudando de forma em 280 dias, ou a uma criança aprendendo a se vincular com a mãe e, depois, alterando esse vínculo para entrar na adolescência e na condição adulta. Todo pessoa se vincula e desmancha vínculos muitas vezes — como embrião, bebê, criança, adolescente, adulto, idoso, e na morte. A pulsação entre os pólos da existência envolve a vinculação e a mudança de vínculos, e é o que um terapeuta acompanha, à medida que seus clientes tentam reviver esses estágios e reconhecer e formar os sentimentos que foram cindidos. Os Cinco Passos contêm a esfera de ação do experienciar humano, o processo básico do como internalizamos o mundo e, depois, o projetamos para fora. Nesse processo, produzimos nossa própria forma. Quando um cliente pode aceitar que, em qualquer situação dada, seu próprio *self* vem à superfície, ele não tem mais medo de sua vida ou do que a vida lhe trará, seja o que for. Esse é o objetivo central da terapia somática.

O terapeuta alinha aos Cinco Passos à história ou situação do cliente, ao modo como ele a organiza, como vai desorganizá-la, o que acontecerá se ele não fizer nada e como ele vai usar essas experiências para se vincular novamente. Um ajudador que trabalha na linha somática fica atento ao modo como um cliente exagera sua situação, ao modo como ele desestrutura esse exagero, ao modo como ele repousa nos lagos naturais do fluxos e refluxos e ao modo como se organiza para surgir novamente com seus *insights*. Esses são os Cinco Passos.

Os Cinco Passos são a maneira pela qual o cliente corporifica sua experiência e desestrutura seu passado. O ajudador se une ao cliente para desestruturar sua experiência passada ou organizar uma estrutura para as suas experiências presentes, embora haja envolvimento do passado. Estabelecer e desmanchar vínculos tem a ver com organizar uma identidade. Para entender melhor um cliente, um terapeuta deveria se perguntar se ele está desorganizando, dando sustentação ou reorganizando uma forma.

133

A emergência de sentimentos não-resolvidos

No trabalho com clientes no processo somático-emocional, quando as profundas estruturas de defesa são desmanchadas, as emoções vêm à tona. O ritmo pulsatório do vincular-se e desvincular-se envolve projeções e introjeções, expansão de um estado interno no mundo ou recuo para o próprio *self*. Esse ritmo pode se fazer acompanhar de sentimentos de medo e raiva, mágoa e tristeza. Com a expansão, o cliente teme perder a si mesmo; com a contração, teme perder a conexão com seu terapeuta. As duas situações intensificam o medo do cliente de perder seus limites. Outro medo é suscitado no cliente no momento do projetar ou do receber. Um cliente imagina os perigos da penetração, outro ser dentro dele, ou estar no desconhecido. Um outro medo sentido, ainda, é absorver o terapeuta. Esses casos envolvem medo de perder o que já existe.

O inverso é igualmente verdadeiro. Pedir ao cliente para contrair seus músculos pode trazer raiva e sentimentos de perda, por ele ter de reduzir a si mesmo, assim como medo de se tornar menor. Outro cliente manterá uma atividade frenética, de modo a que não se encolha nunca, não fique pequeno ou afaste-se do mundo criado pelo seu *self*. Outro cliente, ainda, inibirá cada expansão excitatória emocional, de modo a impedir-se de perder os limites.

Os clientes procuram inibir ou exagerar o processo normal de fluxo e refluxo da expansão, da dilatação, da asserção ou da contração, do autocolhimento e do recuo. Ora dilatam si mesmos, ora ficam rígidos ou densos para impedir o encolhimento, ora se adensam ou afundam, para impedir a expansão.

O modo como um cliente se vincula a um terapeuta está diretamente relacionado ao modo como o cliente experiencia seus próprios padrões de expansão e contração. Um tipo fraco mina sua própria expansão de dentro para fora; seus impulsos e desejos nunca se expandem. Ele acusa o terapeuta de não entendê-lo ou busca um apoio excessivo. O ajudador se sente restrito ou agressivo, à medida que seus esforços são tragados ou ignorados.

O cliente inchado é excessivamente expansivo, verbalmente assertivo e nunca recua para dentro de si. Ele toma cada um dos impulsos do ajudador e os desvia com associações maníacas e verborragia. O ajudador sente que está defendendo a si mesmo de um inundação excitatória, emocional. Um indivíduo com essa estrutura alimenta esse mesmo tipo de conflito internamente. Ele se submerge a si mesmo, está sempre numa inundação ou num tumulto, cada impulso tem de ser vivido. Esse comportamento força seu terapeuta a agir como um dique, um policial ou um construtor de barreiras.

O cliente rígido transfere autoridade para o terapeuta, para então tentar derrubá-lo com a sua assertividade. Nessa situação, o incitamento interior submerge as estruturas internas do rígido, fragmentando-o ou enchen-do-o de pedidos de desculpas ou manobras persuasivas. Ele projeta tudo no ajudador, que fica assoberbado, restrito ou procura agir como dado de rea-lidade para a pessoa. A função da projeção é fazer do terapeuta um limite para o cliente.

O cliente denso esmaga cada impulso dentro de si mesmo, de modo a ficar perpetuamente deprimido, nunca excitado internamente, nunca permi-tindo o surgimento da esperança. Esse autocompactador usa a imagem da crítica interna para perpetuar seu retraimento, atacando ou desencorajando a si mesmo. O terapeuta se torna seu salvador, o reservatório de esperanças, a fronteira conhecida. Os indivíduos com essa estrutura projetam uma neces-sidade de contenção, de limites, de aceitação e esperança, para serem salvos sem humilhação. À medida que diferentes tipos de clientes passam pelos cinco passos, eles anseiam por respostas à sua organização ou desorganiza-ção, e as respostas do terapeuta devem ser consistentes com o padrão de ex-pansão e contração do cliente.

Aplicações práticas e metodologia

As perguntas que se seguem revisam o modelo pulsatório de vínculo e os Cinco Passos. Elas visam ajudar o terapeuta a explorar a natureza do vín-culo que ambos, o cliente e ele, estabelecem.

A natureza do vínculo
1) Qual é a natureza ou a imagem do vínculo?
2) Quais são as ações que o cliente empreende para manter esse vínculo?
3) Como o cliente pode inibir, desfazer ou desorganizar seu padrão mus-cular e emocional de vínculo?
4) Como o cliente permite o surgimento de respostas novas e *insights*?
5) Como ele usa a si mesmo para transformar novos *insights* emocio-nais e psicológicos em ação?

Vínculos e os Cinco Passos
1) Como o cliente apresenta-se a si mesmo? (que vínculo está tentando reviver?)
2) Que papéis ou ações estão organizados?
3) Como são desorganizados? (inibição da ação e história)
4) Como o cliente aceita a indiferenciação? (livre associação de ima-gens, sentimentos)
5) Como o cliente re-forma o seu vínculo?

A situação do vínculo

1) Qual é o estado de desenvolvimento do cliente? (uterino, maternal, incestuoso, edípico, rejeição, medo, ambivalência, aceitação, confusão, segurança)

2) Como organiza seu vínculo? (fundindo-se, unindo-se, polarizando, indiferenciando-se, aproximando-se, diferenciando-se)

3) Como desmancha seu vínculo? (distância, separação, corte)

4) Como convive o cliente com a falta de limites? (imerso, abandonado, exilado, indiferenciado, criativo, fluindo livremente, incubado)

5) Como ocorre a re-vinculação?

O vínculo entre cliente e terapeuta

Os Cinco Passos podem ser usados para compreender a forma do vínculo entre terapeuta e cliente:

Por parte do cliente:

1) Como ele forma uma imagem do vínculo? (filho, filha, amigo, aluno)

2) Como ele organiza somaticamente esse vínculo?

3) O que acontece quando ele desorganiza esse vínculo?

4) Como ele concebe uma nova forma de vínculo?

5) Como ele mantém esse vínculo novo?

Por parte do terapeuta:

1) Qual é a sua imagem de vínculo como terapeuta? Como você recebe o cliente? (pai-mãe)

2) Que papéis ou ações você desempenha para perpetuar esse vínculo?

3) Como você se retrai, se inibe, desorganiza esses papéis ou ações?

4) Como você espera e cria uma nova visão ou intuição do vínculo?

5) Como você reorganiza ou cria uma nova forma de vínculo?

OS QUATRO TIPOS

A postura terapêutica básica do cliente

Ao trabalhar com um cliente, as questões centrais que devem ser investigadas são a natureza de sua forma somática, a que função ela serve na relação com o terapeuta e como você, terapeuta, responde aos diferentes tipos.

Rígido: faz uma forma para impedir o terapeuta de entrar atacando, penetrando ou apaziguando. A função é ficar separado, fragmentar os outros, mas permanecer agitado. O objetivo é a independência.

Denso: faz uma forma para se desviar do terapeuta, resistir à sua entrada, se retrair do campo de ação. Ele alternadamente provoca e resiste. Nada entra nem sai. Ele acumula energia para explodir. O objetivo é a liberdade.

Inchado: faz uma forma para entrar no terapeuta, lisonjeia para assimilar ou incorporar o terapeuta, ou ainda ser convidado a ser o que o terapeuta quer, seduz, imita para tornar o vínculo possível. O objetivo é ser contido.

Fraco: faz uma forma para incitar o terapeuta; a função é ser salvo, evitar esforços ou adiar o compromisso. Mobiliza a empatia do terapeuta e o seu apoio para ter estrutura. O objetivo é expandir.

A seqüência do vínculo
A seqüência do vínculo é diferente para os quatro tipos:
1) Fome de contato
2) Ações dirigidas para o contato, direta ou indiretamente:
Rígido — luta   Inchado — esperança
Denso — retenção   Fraco — agarrar-se
3) Ações para afastar o contato, inibição
Rígido — rodear   Inchado — esperar
Denso — descartar   Fraco — é passivo
4) Comportamento posterior, durante o contato:
Rígido — busca distância   Inchado — busca proximidade
Denso — busca distância   Fraco — busca proximidade
5) Mudança

Os padrões característicos dos quatro tipos

Um: As fomes e necessidades do cliente
Dois: Como o cliente busca ou projeta
         Rígido: assertivamente
         Denso: explosivamente
         Inchado: impulsivamente
         Fraco: cautelosamente
Três: Como o cliente recua ou introjeta
         Rígido: por meio da resistência
         Denso: explodindo
         Inchado: esvaindo-se no recuo
         Fraco: abrindo mão
Quatro: Como espera o cliente num estado indelimitado
         Rígido: pela agitação
         Denso: pela determinação
         Inchado: com impaciência
         Fraco: resignadamente
Cinco: O modo como o cliente volta ao mundo está em aberto.
         Um cliente pode voltar à sua estrutura original para aper-
         feiçoar seu passado, ou pode organizar menos rigidez, den-
         sidade, inchaço ou colapso.

Cada estágio tem a sua própria demanda associada em relação ao terapeuta. O cliente quer que o terapeuta responda a ele de uma maneira que dê suporte ao Estágio Dois ou dê suporte ao Estágio Três? Ele apresenta ao terapeuta, no Estágio Dois, rigidez, organização, projeção, penetração do mundo e quer que o terapeuta o receba ou resista a ele? Ele quer ser recebido de modo a sentir o poder do Estágio Dois para entrar no Estágio Três, ou quer que seu terapeuta resista a ele, de modo a sentir o poder do Estágio Dois, ou recuar e sentir o poder do Estágio Três? Ele quer que o ajudador o acompanhe e esteja ao seu lado no Estágio Quatro, onde ele bóia livremente para frente e para trás, ou quer que o terapeuta seja o continente para o qual pode nadar, para se sentir contido antes de mergulhar? O terapeuta deve dar-lhe um empurrão ou deixar que encontre a saída?

137

A função do vínculo

Vínculo é como um cliente mantém conexão, contato, e continuidade. É como ele exercita controle sobre sua proximidade e distância em relação ou outro. O cliente pode forçar-se sobre os outros (rígido/inchado) ou manter-se longe deles (denso/colapsado). Tipos rígidos e densos são autocentrados e excessivamente exigentes. Tipos inchados e colapsados são *borderlines*, desejam ser o outro.

A pessoa rígida projeta dominação ou guerra com autoridade.
A pessoa densa projeta ser invadida, exigências em excesso.
A pessoa inchada deseja ser o outro.
A pessoa colapsada deseja que você esteja dentro dela.

Que dificuldades tem esse cliente?

Buscar suporte?
Deixar o outro entrar sem se sentir humilhado?
Penetrar o outro sem se perder?
Resistir ao outro sem explodir?
Dominar a situação sem hostilidade?
Ser submisso?
Ser passivo?
Ser receptivo?
Ser dominante?
Recuar?
Controlar?
Identificar-se com o outro?
Agir com objetivos a longo prazo?
Agir na frustração?
Ser fiel a uma visão?

O padrão excitatório do cliente

Ao trabalhar com o cliente, a pergunta principal a se fazer diz respeito à qualidade da sua vitalidade, do seu desejo e da sua vivacidade (alta, moderada ou baixa) e sua direção (para dentro ou para fora). O que necessita ser desorganizado e reorganizado?

Rígido: alta vitalidade, dirigido para fora. O denso deseja que o terapeuta fique fora para evitar sua aceitação.

Inchado: alta vitalidade, dirigido para fora. O inchado deseja fundir com o terapeuta.

Colapsado: baixa vitalidade, dirigido para dentro. O colapsado deseja que o terapeuta torne-se parte dele.

Metodologia terapêutica

Os terapeutas empregam uma variedade de métodos e técnicas ao trabalhar com seus clientes. Numa perspectiva somático-emocional, a pergunta a se fazer para cada uma dessas metodologias é: ela estrutura o cliente? Ela cria estados de flutuação livre para o cliente? Ela cria recuo para o cliente?

Armadilhas da contratransferência

Um terapeuta pode cair na armadilha das forças e limitações de sua própria estrutura somática. Eis algumas áreas a que deve ficar atento:

Rígido: empurra o cliente para a ação, ultrapassa sua resistência, entretanto resiste à afeição que vem do cliente.

Denso: empurra pouco para a ação, estabelece reconhecimento, aceitação e empatia; resiste ao ataque do cliente.

Inchado: identifica-se demais com o cliente, identifica-se com o estado interno do cliente, empurra-o para controlar os eventos.

Fraco: se retrai ao contato, resiste à afeição ou à ação.

Os terapeutas rígidos e inchados tendem a manter o cliente a distância; a questão central é a dominação.

Os terapeutas densos e fracos tentam aproximar o cliente; as questões são o contato e a conexão.

Vínculos terapeuta-cliente por tipo

Abaixo, encontram-se listadas as interações possíveis entre terapeuta e cliente, baseadas na estrutura de ambos.

	Posição do terapeuta	Posição do cliente
Rígido	Orientação para a ação, confrontação, ataque, associação	Vou fazer do meu jeito
Denso	Provoca o cliente, encoraja o cliente a se expressar, o frustra, empatiza com ele	Não me deixarei sozinho
Inchado	Tenta entrar, incorpora, encoraja	Seja eu
Colapsado	Tenta assimilar o cliente, empatiza, se identifica com ele	Ajude-me

Os Cinco Passos comparados com os quatro tipos

Cada cliente, dependendo da sua estrutura, achará difícil ou fácil um ou outro dos Cinco Passos.

139

Cinco Passos	Tipos Fortes Nessa Área	Tipos Fracos Nessa Área
1) imagem, situação reconhecimento da realidade (fundido, a distância, polarizado, colapsado)		
2) Organização; ação (formação de limites)	Rígido, Denso	Inchado, Colapsado
3) Desorganização (desmanchar limites)	Colapsado	Rígido, Denso, Inchado
4) Criação, incubação (viver com um mínimo de forma)	Inchado, Colapsado	Rígido, Denso Denso, Inchado, Colapsado
5) Reorganização, re-formação	Rígido	

Perguntas contratransferenciais
Qual a sua resposta terapêutica para cada tipo, como:
imagem
estrutura
sentimento
ação
Como você responde a:
ataque, invasão, penetração?
resistência, rebeldia, ser mantido à margem?
incorporação?
ser habitado, lhe pedirem suporte?

PAPÉIS VINCULARES POTENCIAIS BASEADOS NO SEXO DO TERAPEUTA E DO CLIENTE

Terapeuta-Homem	Cliente Mulher	Cliente Homem	Terapeuta-Mulher
Pai	Mãe	Pai	Mãe
Homem adulto →	Mulher adulta	Homem adulto ←	Mulher adulta
Filho	Filha	Filho	Filha
Irmão	Irmã	Irmão	Irmã
Menino	Menina	Menino	Menina

Terapeuta Homem	Cliente Homem	Terapeuta Mulher	Cliente Mulher
Pai	Pai	Mãe	Mãe
Homem adulto →	Homem adulto	Mulher adulta	Mulher adulta
Filho	Filho	Filha	Filha
Irmão	Irmão	Irmã ←	Irmã
Menino	Menino	Menina	Menina

Qual desses papéis você é capaz de assumir como:
Um terapeuta homem?
Uma terapeuta mulher?
Qual desses papéis o seu cliente é capaz de assumir como:
Um cliente homem?
Uma cliente mulher?
Vínculo que o cliente deseja — — — — — →
Vínculo que o terapeuta permite - - - - - - - - →

Ann:
vincular-se como uma jovem ou como uma criança?

Terapeuta: Eu gostaria de apresentar uma cliente minha, com quem estou tendo dificuldades. Ann é uma mulher no seu segundo casamento, tem dois filhos. Ela trabalha como vendedora. No início, suas queixas originais eram falta de suporte emocional e ter de responder às exigências de todos. Embora se sentisse inadequada, teve de voltar a trabalhar por necessidade financeira. Houve um ciclo no seu comportamento em que conseguia um trabalho, começava a trabalhar adequadamente, experienciava uma pressão crescente para fazer mais, entrava em colapso e ficava doente, pedia licença-saúde e depois demitia-se, ou era demitida. Isso ocorreu uma vez depois da outra. Tinha queixas somáticas numerosas: asma, enxaqueca, dores no pescoço e nos ombros, infecções vaginais e dores abdominais.

Ela nasceu em Nova Iorque, viveu com os pais, e se lembra de querer ter aulas de teatro, mas seus pais a impediram. Seus pais trabalhavam, então ela procurava os vizinhos para ter companhia, pelo que era repreendida. Ela também tinha de cuidar de seu irmão. Seus pais lhe diziam constantemente que era inadequada. Sua história é uma história de rejeição. Casou-se, a primeira vez, para escapar dos pais, mas o homem com quem se casou tinha uma doença grave e, depois que melhorou, Ann se divorciou dele. Ela teve vários empregos e um estilo de vida promíscuo, como válvula de escape. Começou a procurar médicos por causa das queixas apresentadas. Começou a usar antidepressivos. Seu segundo marido, a exemplo do pai, era um universitário que recusou empregos melhor pagos para assumir um trabalho manual. Foi então que ela procurou terapia.

Vou dar um exemplo da crise em que vive Ann. Sua mãe estava doente e queria viver com ela, embora o marido de Ann não estivesse trabalhando. Ann não queria que a mãe viesse, entretanto ficou com raiva e sentiu culpa por causa disso. Ela não queria tomar conta da mãe, mas tinha medo de ceder.

Stanley Keleman: Qual o problema até aqui? Sua apresentação é geral demais, não é suficientemente precisa.

T: No começo, ela veio para umas poucas sessões, e isso foi há vários anos. Na época, ela queria que eu fosse receptivo e não a rejeitasse. Mas, agora, talvez esteja pronta para um tipo diferente de terapia. Talvez precise de uma resposta diferente de mim. Eu gostaria de mostrar uma imagem que fez de si mesma.

S.K.: Esse somagrama apresenta uma forma colapsada, retraída e inchada. As pernas, braços e cabeça são fracos. Parece um mulher espichando a cabeça para fora do mundo indiferenciado do processo primário. Há pouca oxigenação. Essa pessoa está lutando. Vamos usar os Cinco Passos. O Passo Um é o somagrama, bem como a história que você apresentou. A história de Ann, Passo Um, é: "Sou uma mulher que poderia ter chegado lá, mas fui minada na minha independência." No entanto, o seu somagrama mostra uma mulher que não pode agir. Portanto, sua história e sua imagem são diferentes uma da outra. Estamos olhando para o potencial sem forma. Uma parte posterior de sua história é: "Eu não podia por causa deles, mas talvez agora eu possa, por causa de você." Seus sintomas físicos são um padrão de desorganização envolvendo protesto, raiva, pedidos de ajuda, retraimento e colapso. Ann está pedindo suporte, pedindo a você que a preencha, mantenha-a ativa, levante sua depressão.

O impasse que você sente como seu terapeuta tem a ver com o tipo de vínculo que vocês dois formaram nos últimos anos. Dado isso, esta cliente tem um anseio profundo, antigo, de suporte e reconhecimento; ela precisa de maternagem. Ela procurou uma conexão boca-seio e você lhe deu. Vocês dois sentem que uma nova forma quer emergir de dentro dela, agora. Parece, pela história que você conta, que ela quer ser mais assertiva, mais separada. Ela está pedindo para ser mais independente. Sua forma física, no entanto, não tem estrutura para dar suporte a isso. Seu desamparo tem a ver com o suporte que você dá a ela, que não encoraja plenamente sua assertividade somática e a formação de limites. Você a encoraja verbalmente, mas não somaticamente. A continuação daquilo que lhe foi pedido anteriormente, o papel de umbigo-mãe-seio, não dá a Ann os sentimentos de força física e separação de que ela precisa agora. Talvez você precise ajudá-la a praticar o que a relação *poderia* ser, em vez do que *deveria* ser. Talvez você possa ajudá-la a suportar mais pressão. Ann precisa aprender firmeza somático-emocional e separação. Ela tem de sentir que tanto a distância quanto a proximidade não são ameaçadoras. Ela tem que dizer 'não' quando se sente solicitada em excesso e começar a dizer 'sim' para ela mesma. Dessa maneira, poderá organizar o seu senso de realidade. Claramente, ela não sabe como formar ou lidar com a sua assertividade. Seus somagramas mostram uma mulher submissa, a quem falta auto-estima. Também se vê uma criança, uma criança amedrontada, uma adolescente congelada. E a realidade parental disse a ela: "Você é inadequada, você deveria ser obediente, e não assertiva." Portanto Ann está emocionalmente em conflito entre a criança interna e suas tentativas como adulta. Ela teme ter de satisfazer às exigências dos outros, mas também teme o abandono. Ela precisa se separar do seio e pede que seu terapeuta a trate como mais velha. Não é suficiente que você seja um útero ou um seio. Você precisa encorajá-la a usar a si mesma para ser mais assertiva e controlar seu próprio colapso. Isso lhe daria um sentido melhor de sua realidade, começando por sua própria postura assertiva. Sabemos que ela pode trabalhar, também sabemos que ela protesta por meio do colapso. Agora, o terapeuta tem de prover Ann de firmeza corporal e aprovar aquelas ações que empreende para si mesma, em vez daquelas que empreende para os outros.

Você poderia fazer um contrato com Ann, de que de agora em diante não vai ser tão receptivo como um dos pais, você será bem mais um velho parente ou um formador do seu *self* de mulher. Você poderia dizer a ela: "Você é um adulto e precisa usar seu peito, a começar pela respiração. Este é o seu exercício. Insisto para que você me fale sobre respiração, sentimentos no peito e os tipos de ansiedade ou excitação que aparecem no peito quando está com os outros. Porque se você continuar sem respirar, ou for assertiva no peito, continuará tendo crises de asma, não terá energia suficiente e as pessoas vão usar seu medo para dominá-la. Você precisa começar a dar ao seu *self* uma forma assertiva."

Agora, a pergunta é: por que você, terapeuta, não mostra a ela como usar seu peito ou ser mais assertiva com você? Por que você empatiza com sua criancinha assustada? Por que não vê a retração de Ann como uma afirmação agressiva e, igualmente, uma derrota? Não vê seu colapso como um pedido para que você venha até ela ou um medo que sua assertividade seja rejeitada por você?

Uma abordagem formativa somático-emocional também incluiria uma história sexual. Por exemplo, "o que significou ter ficado menstruada, ou, como era você como adolescente com relação aos seus impulsos eróticos?" Dessa maneira, você teria uma sugestão do como ela tentou usar a si mesma no mundo e formar sua adolescência. Você pode dar a ela uma sugestão de como estar mais no mundo como fêmea e desmanchar sua mulher desmazelada. E, assim, você pode chegar mais perto de sua camada intermediária. Você pode estar respondendo a uma mulher de meia-idade, o que é verdade para a sua aparência externa e sua criança interior congelada, mas não é verdade para sua mulher adolescente não-formada. Você está numa posição em que ela não sabe como trazer sua jovem mulher ativa para o primeiro plano, e você, então, age exatamente como seus pais. Pode haver uma hibernação por trás do peito desabado. Você poderia perguntar a ela: "O que você pensa que quer vir para fora e formar a si mesmo?" Preste atenção nesse movimento cíclico. Peça a ela para contrair e relaxar o peito. Desfaça a atitude de esconder. Isto é o Estágio Três. Então um sonho, uma fantasia, um desejo esquecido pode vir à tona para ser praticado somaticamente, Estágio Quatro. Mas seu somagrama sugere que você seria derrotado se levantasse suas expectativas alto demais na escada do desempenho. Isso significa que você precisa fazer crescer uma mulher jovem, mas mais velha. O exercício somático-emocional, então, seria empregado para que Ann usasse a si mesma para formar sua mulher jovem, praticando levantar o peito e expirar, moldando o pedir e o erotismo. Sua afirmação se tornará, então: "Aqui estou eu, aprecie-me, não me transforme numa adulta desmazelada."

Se você olhar para sua foto verá um peito denso, *overbounded*, esmagado, e a parte inferior do corpo inchada, fraca, passiva. Os órgãos da vitalidade e do amor foram esmagados, enquanto os órgãos de gênero e sexualidade ainda não foram formados. Seus esforços a mantêm infantilizada, uma serva, assexuada, e resultou em fracasso. Ann acaba sentindo que "não é boa o suficiente" e provavelmente projeta isso em você. Esse vínculo tem de ser desmanchado. Seu principal esforço é desmanchar o "não boa o suficiente".

O objetivo essencial de um trabalho com o processo somático é que uma pessoa experiencie sua vida na sua forma corporal e emocional, com os sentimentos que estão presentes e o modo como estão organizados, e daí conhecer os significados e memórias associados. Conhecer seu próprio processo formativo é conhecer o modo como você corporificou a experiência.

Qual é o significado do fracasso para Ann? É um castigo para seus pais, é uma afirmação que não sabe como formar o próximo estágio ou um posicionamento a respeito de receber exigências demais? Ann está dizendo: "Você me deixa crescer por mim mesma, de acordo com meus próprios padrões"? Se a sua postura, como seu terapeuta, é apenas apoiá-la ou evitar confronto, então a forma emergente do cliente vai deparar com alguma coisa mole demais em você e sua realidade somática será minada. Talvez você deva ser firme, mas não colocar exigências sobre ela. Nessa situação, o colapso e a indelimitação de Ann são um afastamento em relação à realidade dos seus pais e uma busca de si mesma. Você lhe deu suporte como útero e seio. Agora, você poderia responder-lhe ensinando-a a fisicalidade de ser assertiva e auto-suportiva. Desmanchar a conexão boca-seio permitirá que emerja a conexão genital, onde há individualidade e separação. Então Ann pode aprender sua realidade por tentativa e erro, em vez de os outros a definirem para ela.

Agora, vamos olhar o modo como você está conectada a ela. Seu vínculo com Ann é uma conexão suave, suportiva, inclusiva, alimentadora. A conexão e o contato recebem alta prioridade, mas o controle não. Ann está pedindo agora que esse vínculo mude. Você mencionou que seus casamentos envolviam homens que solicitavam demais e fizeram com que ela lhes desse suporte. Estou impressionado por ela ter competência e, ainda assim, não agüentar dureza e *stress*. Escoliose, asma, enxaquecas, depressão falam de conflito com respeito à assertividade. Ela precisa de suporte para seu protesto. É uma adolescente não-formada, funcionando marginalmente, entretanto pode trabalhar e satisfazer às exigências da realidade, só não o pode para si mesma.

Eu gostaria de perguntar por que você responde de uma maneira tão cautelosa a esse tipo de pessoa. Você pode lhe dar um chão onde ela possa se apoiar? A sua própria suavidade e sua postura recostada exprimem uma afirmação sobre não excitar ou não desacomodar essa mulher? O seu vínculo está dizendo: "Não seja mais do que aquilo que eu possa manejar somaticamente"?

T: Meu pai me ensinou a não aborrecer minha mãe quando estava ela doente e queixosa. Dada sua história, ela poderia não aceitar um comportamento agressivo ou turbulento. Eu tratava de me adaptar e agradá-la.

S.K.: Como você faz isso?

T: Eu recuo, não entro em confronto, não uso afirmações vigorosas nem inflamo a situação.

S.K.: Uma postura vigorosa ou apresentar a você mesmo rechaçando significa que ela possa sentir que está sendo desafiada?

T: O que quer dizer?

S.K.: Bem, me parece que escoliose, asma, dores vaginais e abdominais são afirmações a respeito de um conflito nos órgãos da excitação, anseio por uma autodefinição e pedido de apoio para ela mesma, como mulher. Sua cliente entra em colapso, mas é capaz de agir independentemente, menos como mulher.

T: Minha mãe era doentia e colaboradora. Ela não queria que a família criasse problemas. Até meu pai a aplacava. Devo dizer que não desejo ficar com raiva de minha cliente. Eu também não quero que ela me cobre nada.

S.K.: Sua cliente usa a ansiedade para romper sua conexão boca-seio com você. A história de vida dela é que seu próprio senso de realidade está rebaixado. Agora, ela deseja se vincular a você de uma maneira mais assertiva. Todos os seus sintomas físicos são afirmações sobre o conflito entre asserção-independência e cobrança-subserviência. Será que o antidepressivo não é uma tentativa de sufocar a ansiedade e a excitação da auto-assertividade? Não é o mesmo que a compressão e o colapso do peito de Ann, abafando o surgimento de sua excitação?

A sua pouca vontade em forçá-la mais com ela revela o problema. Ao vê-la como uma mulher mais velha, que precisa de ajuda, você cria uma postura de superproteção, algo que lhe é familiar ao seu passado. O que estou sugerindo é que o vínculo boca-seio terminou e que você precisa chamar o próximo nível para a cena, tornando-se mais assertivo. Você poderia começar perguntando a Ann de que modo você a afeta. Leve-a a falar sobre o modo como ela a experiencia você.

T.: Entendo, eu deveria tentar agir mais firmemente.

S.K.: Quero dizer, tente dar a você mesmo um aspecto mais firme, fique mais dura, comece a desfazer o estado superprotetor que você tem e também apresente uma imagem mais vívida da situação.

T.: Isso significa respirar mais no meu peito.

S.K.: Certo.

T.: Vejo que não respiro muito no peito, porque me deixa ansiosa.

S.K.: A respeito do quê?

T.: Sinto que eu gritaria: "Não seja tão fraca, caramba! Estou cansada da sua falta de excitação."

S.K.: Imagino que os sentimentos do seu próprio peito são projetados na sua cliente.

T.: Talvez o meu medo de sentir minha própria excitação e protesto mantenha meu peito reprimido.

S.K.: Talvez agora, que você começou o Passo Três, desfazer o peito, você possa entender o seu significado: não fique excitada ou agressiva perto de mamãe, não seja má. Portanto temos o Passo Um, sua postura recostada, protetora, cuidadora. E, Passo Dois, o modo como você o faz, recuando seu peito e garganta. Depois você tem o Passo Três, desfazer isso, o que também lhe permite se desvincular de sua postura de não abalar sua cliente, ou ela poderá ficar doente. Você pode experienciar seu próprio medo de um vínculo estruturado ou mais assertivo, em que você seria assertiva. No momento, você deve manter harmonia e dar suporte como uma mãe, que encoraja a dependência ou a agressão reprimida.

T.: Vejo agora que minha própria atitude desencoraja minha cliente de formar uma postura mais assertiva. E minha atitude está enraizada na minha própria história familiar e na minha postura emocional, de tentar ser uma boa pessoa.

S.K.: Poderíamos resumir esse caso com um diagrama que mostra a interação entre a cliente e o terapeuta:

Ann	*Terapeuta*
Quero apoio sem controle.	Eu vou lhe dar apoio, mas preciso ter controle.
$- - - - - - - \Rightarrow$	$\Leftarrow - - - - - - -$
Quero conexão, mas escolho homens que exigem demais.	Eu faço conexão com você no nível boca-seio.
$- - - - - - - \Rightarrow$	$\Leftarrow - - - - - - -$
Quero ser parte de, ser cuidada, ser dependente.	Eu cuido de você, mas não faça exigências auto-assertivas.
$- - - - - - - \Rightarrow$	$\Leftarrow - - - - - - -$
Quero me sentir mais auto-assertiva, mas não ficar separada.	Não posso lhe dar isso, tenho de controlar o seu contato agora.
$- - - - - - - \Rightarrow$	$\Leftarrow - - - - - - -$
Isso é bem igual ao passado, estou derrotada.	

Ann busca um contato de mulher joveme lhe é oferecido um contato infantil. Ela quer conexão e lhe oferecem distância. A luta diz respeito a qual controle, a qual vínculo será formado — o vínculo que Ann busca ou o que o terapeuta oferece?

Betty e Greg:
um estudo de caso de sedução e rejeição

Greg: Eu gostaria de apresentar uma cliente e usar algumas fotos dela para compreender a situação terapêutica. Betty é uma mulher divorciada, nos seus 40 anos, com duas crianças crescidas, casada anteriormente com um advogado. Ela o deixou há quatro anos, passou por uma série de homens desde então e, segundo relata, são todos do mesmo tipo, dependentes, depois se viram contra ela. Eles se tornam cada vez mais exigentes, pedindo para que ela cuide deles. Um deles é um alcoólatra em recuperação, outro é um empresário bem-sucedido que parece poderoso, mas não é. Ela é uma pessoa iludida. A questão, para mim, é que eu a percebo como uma pessoa com muita raiva e estou relutante em trabalhar com a sua raiva.

Stanley Keleman: O que você pensa de sua raiva?

Greg: Ela fica como uma criança magoada, com raiva, quando fala sobre um ou outro desses homens, ou sobre seu primeiro marido. É como se não tivesse recebido cuidado.

S.K.: O quê?

Greg: Não cuidaram dela.

S.K.: Por que tem medo da raiva dela? Você tem medo da sua própria raiva?

Greg: Tive, por muitos anos. Lembro-me de não ter sido capaz de lidar com a raiva que senti de minha mãe quando era menino. Era muito amedrontador para mim. Também me lembro de minha tia me dizendo para não ficar com raiva de minha mãe. Então, eu reluto em entrar em confronto com outra mulher que tem aproximadamente a idade da minha mãe quando eu era menino. Ela é uma mulher forte. É uma assistente social numa entidade muito inovadora e tem a reputação de ser muito boa naquilo que faz.

S.K.: Ela o procurou para quê?

Greg: Ela chegou com uma sensação de desordem e uma perda de direção na vida. Lidamos com isso muito bem, durante alguns meses.

S.K.: Como você lidou com isso?

Greg: Chamando sua atenção para o quanto era regida por suas crenças sobre o como fazer as coisas, como fazer a coisa certa.

S.K.: À medida que você discute isso comigo, sinto que há uma desorganização na sua apresentação. Você é experimental, não há dúvida do que aprendeu da estrutura de Betty. Portanto, estou tentando descobrir qual é sua imagem do trabalho e o que está tentando fazer com ela. Isto significa usar o Passo Um, para obter uma imagem da situação e, depois, ver como você e ela usam a si mesmos e um ao outro.

A mim soa como se você estivesse fazendo um vínculo sem forma, com base no "cuide de mim", por parte de Betty, e no "não me ameace", de sua parte. Não estou certo do quão raivosa esta mulher é. Você relata que ela escolhe homens fracos, que depois mudam para caber no seu padrão de desilusão. O que você faria com essa mulher tal como aparece nas fotos, estrutural, emocional e psicologicamente?

Greg: Minha primeira percepção são os ombros quadrados e a quantidade de energia no peito, algo acontecendo aqui em cima. Em segundo lugar, minha imagem é a suavidade na barriga. Minha terceira imagem são suas pernas, elas parecem não estar enraizadas, parecem duas estacas.

S.K.: Você gosta dessa mulher?

Greg: Sim, me sinto bem com relação a ela.

S.K.: Quanto gosta dela?

Greg: O suficiente para continuar trabalhando com ela.

S.K.: Você gosta dela o suficiente para continuar sendo confundido por ela e evitar sua raiva e intensidade?

Greg: Pode ser.

S.K.: Vamos começar por isso, seu gostar e sua confusão.

Greg: Eu me coloco numa posição de gostar de alguém que me impede, automaticamente, de perceber algo que seja útil ou de falar francamente com a pessoa. Tento escutar. Paro de ser receptivo internamente e começo a analisar o que foi dito, tentando enquadrar em categorias.

S.K.: Betty parece ser uma estrutura mesomórfica hiperativa, uma pessoa de ação, uma realizadora, com uma parte inferior do corpo fraca, uma pessoa que certamente estabelece situações de desafio, e provocação, que quer fazer coisas e quer que as coisas sejam feitas. Entretanto, sua insegurança, sua falta de autoconfiança e sua necessidade de apoio emocional estão sob toda essa sua qualidade de pôr as coisas à prova. Há um embate entre a parte mesomórfica — "Sou forte, quero ser dominante" — e a parte inferior difusa, não organizada, que busca suporte — "Eu não posso, não quero ser dominante." Parece que a metade dominante compensa a metade não-formada. Eu me pergunto se você foi designado por Betty para ser competente e não ameaçador, requisitado a ser suportivo e paternal, mas não um homem.

Greg: Fui sugado para dentro dela e não sei como lidar com isso.

S.K.: A sua própria necessidade de ser efetivo o organiza. Você foi desafiado, e está sendo colocado para dentro da cliente para dar suporte a ela.

Greg: Eu sinto isso. Pergunto a mim mesmo como deixei isso acontecer. Tenho a sensação de que tenho um ideal de ser eficaz, em vez de me comportar de maneira eficaz. Digo a mim mesmo: "Você está indo muito bem", mas eu perco o que está acontecendo realmente. Fico tenso e atento, para dar uma impressão de potência. Mas, na verdade, estou seduzido pela vitalidade dessa mulher, sua calma, e sinto falta da dependência.

S.K.: Ela é como sua mãe?

Greg: Sim, pela energia do rosto, pelos olhos fortes.

S.K.: O que é que você faz com isso?

Greg: Eu recuo. Entro para dentro, tento me afastar. Uso meu corpo para transmitir uma atitude de "Estou no controle", "Sou forte", enquanto mascaro meu medo com rigidez. Então tento me pôr à provar de que sou másculo, de que estou no controle, levantando o peito. Assumo a postura de bravata e blefe. Do lado de fora, parece que sou mais forte, mas o sentimento de dentro é inseguro, distanciado.

S.K.: A vitalidade de sua mãe o excita e amedronta ao mesmo tempo? Provar que você é eficaz significa controlar e esconder a si mesmo. Esse afastamento serve como proteção e vincula você à sua própria excitação e à excitação de sua mãe. Por que Betty deixou seu marido?

Greg: Ela disse que ele era gentil demais, quieto, pacífico. Ele nunca resistiu a ela, ela nunca teve nada contra o que resistir.

S.K.: Isso seria adequado à sua aparência mesomórfica. As contradições nas suas fotos são a parte superior do corpo, bem moldado, vital, e uma pelve não formada. Há uma discrepância na pulsação investida na parte superior e externa do corpo, comparada com a parte inferior. A parte superior e externa encobre ou esconde a parte inferior submissa ou não forma a durona *versus* a suave, a adulta *versus* a adolescente, "Sou alguém" *versus* "Não sou ninguém", "Posso cuidar de mim mesma," *versus* "Quero ser cuidada", "Sou agressiva" *versus* "Sou submissa". Essa contradição fornece uma chave de por que ela escolhe pessoas que têm de desapontá-la. Uma parte ou a outra, a superior ou a inferior, se sentirão traídas e abandonadas. Este é o motivo pelo qual ela fica com raiva e se sente desapontada com os homens. Quando sua assertividade pulsatória não é atendida, isso conduz à desilusão de sua parte superior. A pulsação fraca na parte inferior do corpo cria uma desilusão nos homens e ressentimento em Betty. Portanto, você está falando de força pós-pessoal *versus* fraqueza pré-pessoal, instintiva. Sua afirmação dominante superior é: "Posso chegar lá", "Eu realmente consigo", "Quero que você me iguale". Mas a parte inferior de seu corpo diz: "Não", "Não posso", "Ajude-me", "Não me desafie".

Greg: Não quero desapontá-la, então fico preso no seu "Você pode fazer par comigo?" ou no seu "Você pode me ajudar?"

S.K.: Você é excitado, desafiado, e depois solicitado a ser o seu suporte, suas pernas. Portanto, há confusão no controle de suas respostas, ser másculo e agir como seu suporte. Mostre-me fisicamente como você usa a você mesmo para organizar confusão.

Greg: Quando ela projeta domínio e, depois, submissão, ela me controla. Ela suscita meu apoio pela minha necessidade de me pôr à prova e agradá-la. Trabalho para lhe dar suporte. Prendo minha própria assertividade emocional.

S.K.: Como?

Greg: Recuando e enrijecendo a espinha, cerrando os maxilares, levantando o peito e tensionando os ombros e a pelve.

S.K.: Faça mais. Que postura emocional é essa?

Greg: Na superfície, eu sinto como um orgulho, mas mais profundamente, em baixo, é como se eu estivesse me retesando antes de apanhar, ou assustado. Quando solto o aperto na parte superior, me sinto excitado.

S.K.: É assim que você se torna ineficaz emocionalmente?

Greg: Ela continua voltando, portanto deve estar ganhando algo com isso. Suponho que o desafio de provarmos a nós mesmos é o que mantém nosso vínculo.

S.K.: Há uma conexão confusa entre vocês. A situação dualística em que ela se encontra está representada em você. As asserções vitais da parte superior do corpo dela o afetam e, todavia, você evita os sentimentos de dependência na metade inferior. Você evita a raiva dessa mulher? A sua afirmação seria: "Não quero deixar essa mulher com raiva" ou "Eu preciso não deixá-la ter controle?" ou significaria "Tenho medo da excitação, não ouso satisfazê-la?" Vamos repetir o exercício do como você controla a si mesmo.

Greg: Eu me puxo para trás e para cima. Eu enfeixo a mim mesmo. Não quero sentir minha própria pulsação no peito ou na pelve. Digo que preciso ser forte, provar que posso controlar a mim mesmo. Nesse sentido, não sinto a fraqueza dela, só a excitação. Eu aceito seu desafio.

S.K.: Como você usa isso?

Greg: Quando eu desprogramo isso, experiencio uma excitação e uma raiva dentro de mim. Digo a mim mesmo "Pare, pare, pare!" "Não quero ser seu filho ou seu pai."

S.K.: Você poderia usar a força dessa mulher como ponto de partida. Você poderia pedir a ela para aprender seu padrão de exigência e desafio e o modo como esse padrão fornece a ela um sentimento de força. Gradualmente, ela conseguirá sentir sua fraqueza e sensação de confusão. Na medida em que você suaviza, você diminui seu próprio medo de receber pulsações fortes na parte superior, na face e no peito. Você poderia desafiar a sua maneira de não cuidar dela e o seu padrão de querer-provar-a-si-mesmo. Ao mesmo tempo, você poderia pedir a ela que desprogramasse o desafio e começasse a cuidar de si mesma.

Eu perguntaria como ela organiza a si mesma para evitar sua própria dependência, e faz com que os outros formem um vínculo de dependência com ela. Eu exploraria o modo como ela usa a si mesma para ser ao mesmo tempo desamparada e para "maternar", como se vincula de uma maneira adulta e ao mesmo tempo no nível boca-seio. Eu exploraria o modo como você usa a si mesmo como salvador implícito dela. Portanto, há dois vínculos: um vínculo superativo, dominador, controlador e aparentemente adulto; e outro, infantilizado, exigente, passivo e incorporador. Essa estrutura somático-emocional dupla contribui para as mensagens misturadas, para o vínculo misturado de controle e conexão e o terror de separar-se e estar separado. A forte conexão boca-seio de Betty pode ser uma chave para o quão profundamente enraizado está o medo da falta de identidade na sua condição feminina[1]. A necessidade que você tem de se controlar, se retrair da excitação da parte superior do corpo dela, também atrai o "cuide de mim", sugar, da parte inferior. Sua rigidez é um convite ao apego desmanchado dela, os desafios dela também o são. Ela pode escolher homens desapontadores para se sentir a salvo, por causa da dependência da parte inferior do corpo dela. "Eu projeto força, eu escondo fraqueza. Se eu o controlar, ficarei desiludida. Se você fizer contato comigo na parte inferior do meu corpo e me colocar exigências, ficarei desiludida." Greg, você se organiza para se reter, como uma maneira de estar vinculado a ela.

Greg: Quando trabalho com a parte superior do meu corpo, aumentando a *awareness* do meu puxar para trás e recuar nos braços e nos ombros, espontaneamente vem uma suavização e uma necessidade de me aproximar. Surgem tristeza e anseio. Quando trabalho com a sua estrutura inferior para aumentar a forma e um sentido de coluna vertebral, pedindo a ela que faça o que eu faço com a parte superior do meu corpo, empurre para dentro, seja firme, desenvolve-se nela um "Não chegue perto sexualmente, não tire vantagem da minha desorganização."

S.K.: Você pode, como homem, fornecer um sentido de presença emocional e identidade que dê a ela uma sensação de contato e um sentimento do seu interior. Seu vínculo: "Eu vou até você," ou "Eu me prendo a você" muda para "Posso deixá-la vir a mim. Eu não preciso invalidar você." Ela pode então começar a experienciar seus sentimentos internos e aprender a se vincular a partir deles. Em vez de controle e conexão, você tem contato e automanejo. Isto traz satisfação, que se torna contato com o passar do tempo. Contato envolve encontro e manutenção dessa conexão, ao longo do tempo. Isto dá um sentido pessoal de si e dos outros, pelo qual se deve lutar. É trabalhando para manter essas conexões pessoais individuais, por meio de uma gama de experiências diferentes, que se formam os vínculos pulsatórios maduros com o outro. Manter contato com o *self* e os outros é o lugar da satisfação. Isto é para trabalhar somaticamente com o outro e consigo mesmo. A capacidade de formar uma vida, manter contatos de longa duração, tem a ver com a maneira emocional de uma pessoa se vincular. Na linguagem concreta, isso significa que, quando você faz um trabalho somático, ensina à pessoa uma maneira pessoal de formar pulsação para uma expressão pessoal, um vínculo pessoal.

Nesta situação, Greg parece ser forte, pela sua rigidez e sua afirmação: "Aqui estou." Ele usa a si mesmo para projetar força e controle. Ela vem desorganizada, desamparada, criando confusão, sendo desamparada, mostrando competência e controle. Ela tem contato com Greg como criança, uma conexão boca-seio de "atenda a meus pedidos", e como uma mãe dominadora. Mas o que ela quer dizer é: "Cuide de mim, não aja como se eu fosse uma pessoa adulta e sexual." Este é um vínculo misturado, no qual o cliente deseja que o terapeuta seja, ao mesmo tempo, igual e díspar. "Goste de mim, aceite-me, deixe-me dominar", diz Betty, "Eu posso desempenhar e controlar suas necessidades, não fique com raiva de mim, não fique fora de controle", diz Greg. Esse vínculo forma uma conivência, à medida que nenhum dos dois está sendo adulto. Cada um busca controlar o outro, criando assim uma conexão obscura. A atitude de *performance* tanto do terapeuta quanto da cliente se encontram na parte superior de seus corpos — peito, cabeça, pescoço, braços. Essa postura procura ficar distante, se afastar, se agarrar e se prender, enquanto convida à dependência. Greg diz: "Dependa de mim", e, também: "Tenho a expectativa de que você me excite." Betty diz: "Deixe-me depender de você, mas eu devo ficar com o controle." Greg diz: "Não vou embora nem vou ameaçá-la, mas vou agir como pai ou como filho." Ela diz: "Não tire vantagem de mim, deixe-me depender de você para cuidar de mim, seja meu pai, meu irmão ou meu filho." Os dois precisam desmanchar a postura pseudo-adulta, controladora, de *performance*, na parte superior do corpo. Isto mostrará que o vínculo dela não é o de criar confusão no outro e fazê-lo desapontá-la. O vínculo real não é para ser um adulto, mas de estar com o controle, o que é igualado à condição adulta. A confusão para vocês dois é o embate entre a perda de controle e a incapacidade de abrir mão do controle. Como você se sente a respeito da exigência dela de dominar, de ser cuidada?

Greg: Me deixa com raiva e ressentido.

S.K.: Como você expressa isso?

Greg: Eu me afasto.

S.K.: Dela ou de sua própria raiva? Você precisa reconhecer sua própria raiva, em vez de controlar a dela. Então você levanta o peito, enrijece a espinha, se retrai e age como um bom menino para a mamãe. Isto pode confundir Betty, que sente o seu desempenho como controle e força. Sua postura diz: "Fique longe de mim", embora se pareça com cooperação.

Greg: Vejo que eu realmente tento agradar minha mãe fazendo o que é adequado e agindo bem, para evitar sua raiva, dela e minha. E, nesse sentido, eu também digo: "Eu rejeito você, enquanto tento agradá-la."

S.K.: O que precisa ser feito é desorganizar o padrão de agradar, de apresentar uma *performance*, se vincular e deixar a pulsação excitada formar um novo vínculo. A confusão neste vínculo tem a ver com não ser capaz de fazer a transição boca-seio, controle no contato. A confusão está estruturada em você como "cuidar de" e "eu não quero controlar a mim mesmo e me desempenhar". Em Betty, é: "Deixe-me dominar e controlar, mas cuide de mim." Neste sentido, a necessidade de conexão se mantém, à medida que você tenta resolver a confusão. Você, Greg, faz um vínculo em que deixa essa mulher usar você, isto é, você tenta agradá-la, como sua maneira de estar conectado. Ela tenta controlar você para proteger a si mesma de se tornar uma vítima genital. Ao desafiar sua estrutu-

152

ra de confusão — o modo como você se retrai, se desvia, fica ali mas se refreia, dissociado do seu desejo de não fazer uma *performance* — você descobrirá sua raiva e como espera-se que você agrade, em vez de ser uma ameaça para a mulher. Então você tem de encarar uma situação de não desempenhar, e deixa a mulher ser por si mesma.

Quero crer que quando Betty começar a desafiar e desestruturar o Passo Dois, sua postura dominadora e competitiva, você verá bagunça, dispersão, falta de foco e uma atitude de busca na sua pelve. Esta é a necessidade de controlar os outros e seu medo de submissão, um padrão de "Não me use". Esperemos que ela comece a ver que ela quer apoio e contato para uma forma adulta emergente, que permitirá a individualidade e a separação. A experiência dos seus próprios sentimentos pulsatórios na pelve pode então ser usada para ajudá-la a aprender a incorporá-los, transformando-os em asserção e contenção, e para aprender que ela pode dar forma aos seus sentimentos e cria um vínculo em lugar de exigir e cuidar. Nesse sentido, o contato sexual não se torna uma conexão de dependência, mas duas pessoas separadas se encontrando.

Bob e Cy:
um estudo de caso de vínculo entre homens

Bob: Meu cliente, Cy, está sempre pronto para ser rejeitado. Cy tem 39 anos, um irmão mais velho e uma irmã mais nova. Foi casado uma vez, quando era estudante. Quando saiu da universidade, foi professor por vários anos, mas agora trabalha com crianças deficientes. Ele se separou de sua mulher porque tinha raiva por ter de cuidar dela, não se dava bem com ela e não entendia suas cobranças. Depois da separação, ele foi embora viver numa comunidade, nas montanhas, passou por duas crises psicóticas induzidas por drogas e, depois de sua primeira crise, tornou-se seguidor de um guru indiano. Ele ficou com esse grupo por oito anos. Ele se sente dividido a respeito de comprometer-se com um caminho espiritual; rejeita isso, embora diga a si mesmo que não deveria. A queixa apresentada é a cisão entre seu *self* emocional e seu *self* racional, uma divisão que ele define como um conflito entre ser forte e ser fraco, ser livre e ser dependente. Até os 18 anos, era punido pelo pai, espancado e mandado para o quarto sem jantar. Ele lida com seus períodos de baixa, quando está deprimido, fazendo algo que ele chama "se amoitar", entrar na cama, se enrolar como uma bola e ficar lá até que se sinta outra vez emergindo. Recentemente, conheceu uma mulher que trabalha com crianças como assistente social. Ele está assustado, porque ela pode fazer cobranças a ele, pedir que cuide dela, fique em casa, talvez até peça para adotar uma criança.

153

Se você vir suas fotos, verá uma barriga encolhida, como o ideal californiano do homem-músculos, peito levantado e tensão no pescoço e nos ombros. Sempre que eu chego perto de algo emocional, noto seu rosto, maxilares, pescoço, e como ele aperta tudo como que para se segurar. Uma grande parte de seu funcionamento é se segurar. Ele teve dois episódios psicóticos desestruturadores, então preciso ter cuidado. No meu trabalho com ele, tento fazer com que entre em si mesmo, para que possa perceber como ele se segura. Minha questão, a longo prazo, é como lidar com a rejeição, como ele a organiza, como tenta evitar a asserção e a ambição. Minha preocupação é que ele desabe em cima de mim.

Stanley Keleman: A característica geral de Cy é a rigidez e a dureza. Ele se afasta de seus genitais, do chão e recua diante das pessoas. Ele é tão duro que se torna *unbounded*, tão espástico que não pode ser ele mesmo. Cy não ganhava atenção suficiente, sua mulher não cuidava dele, entretanto ele precisava que ela trabalhasse e ganhasse dinheiro. Ele se retirou para uma comunidade para fugir do mundo. Ele desestruturou suas conquistas adultas com drogas e se retirou do seu *self* social e pessoal como uma maneira de entrar na dimensão pré-pessoal, onde o seu inconsciente correu solto e o inundou de desejos e imagens. Cy fica ora num estado depressivo, ora num estado regressivo de boca-seio, ou num estado umbilical. Ele tem fome de uma estrutura de apoio, mas procura-a nos outros, em vez de procurá-la em si mesmo. A cisão entre suas emoções e o seu *self* racional é, de fato, um conflito entre os impulsos de uma criança, um mundo pré-pessoal umbilical, e sua fome de forma e estrutura masculina. Ele é uma criança adultificada, um adulto educado e uma criança emocional, buscando um vínculo primitivo no nível boca-seio. Ele busca conexão e atenção, e pede para ser a criança especial, para ficar implantado no outro, para ser reconectado. A cisão de Cy está entre a realidade presente e a fantasia passada, entre o dado realístico social e o instintivo, entre sua criança interna e seu adulto externo, entre a pulsação incontida e a pulsação contida. Cy vincula-se pré-pessoalmente; ele evita vínculos adultos, ou os solapa.

O modo como Cy organiza a si mesmo para obter apoio, para se sentir importante, ser uma criança é o que importa. Ele forma vínculos com crianças ou com outras pessoas *unbounded* como uma criança. Desestruturando, ele busca livrar-se de suas pulsações e da necessidade de contenção, e fundindo-se com os outros num mar global de indiferenciação. Em seus vínculos, é como se fosse uma criança ou um bebê.

Bob: Penso que ele brinca de homem, finge ser crescido.

S.K.: Soa a mim que ele não tem forma. Ele diz que quer resolver sua divisão, ser espiritual e racional, e não emocional. O que penso que ele quer dizer é viver no mundo dos homens e das mulheres de uma maneira indiferenciada. Sinto que é um erro de sua parte não desafiar sua própria empatia. Ao lidar com Cy, sua história cega você. Você empatiza excessivamente com a história dele, em vez de ficar atento a como ele conta sua história e como ele tenta deformar uma conexão e criar um vínculo a partir de um estado sem forma.

Bob: Você está sugerindo que estou apenas ouvindo sua história, não sua estrutura?

S.K.: De algum modo, você não ressoa com o modo como ele usa a si mesmo. Você está pego numa conivência de empatia, se misturando à imagem que ele tem dele mesmo como vítima. Você não vê a sua rebeldia ou sua recusa em trabalhar. Sua inimiga, Bob, é a sua boa vontade.

Bob: Você quer dizer minha necessidade de ter boa vontade.

S.K.: Sua necessidade de fazer do cliente um aliado. (Passo Um)

Bob: Isso se encaixa. Faço muito isso.

S.K.: Como isso está organizado? (Passo Dois) Como você usa a si mesmo para expressar interesse pelo outro?

Bob: Me parece que eu vejo isso ao contrário, endureço a mim mesmo levantando o peito, apertando-o e comprimindo a mim mesmo.

S.K.: Organize-o mais, faça o aperto mais intenso, até senti-lo. Agora desorganize-o levemente. (Passo Três) Agora desorganize-o mais, e mais, e mais. Pare de comprimir-se para criar essa atitude de interesse.

Bob: Sinto alguma coisa se afrouxando no meu peito, e um sentimento morno subindo. Sinto como uma necessidade de chorar e de aproximar. As palavras são: "Ninguém me ouviu, ninguém levou meu choro a sério." Isto se encaixa perfeitamente. A história de minha vida é tentar ser levado a sério. Nunca fui capaz de colocar isso em palavras antes.

S.K.: O Passo Quatro dá a você o *insight*. Ele lhe diz que sua necessidade de ser levado a sério ou escutado emocionalmente se torna o seu vínculo de conivência. Quer dizer, o contrato que você faz com o cliente é: "Eu escuto você e levo você a sério, e você me escuta." O que temos, então, é um vínculo de cooperação conivente, para receber e ser recebido, uma forma adulta de um sentimento boca-seio. Para fazer isso, você suspende sua percepção adulta da realidade e organiza uma atitude rígida de ouvir.

Cy vincula-se desestruturando, explodindo, incorporando você no seu oceano pulsatório, soluçando, queixando-se, fazendo com que você o ouça, projetando em você o "pai empático". Ele penetra você como uma criança que atormenta seus pais, e então suga você para dentro dele. Você projeta: "Eu vou levá-lo a sério", que é a sua necessidade de ser levado a sério. Nisso você sente o seu próprio anseio. Como você tenta reprimir esse choro dentro de você? (Passo Dois)

Bob: Eu comprimo o diafragma e a garganta. Eu franzo os lábios, sugo-os. Tenho um sentimento: "Venha cá, preciso de você."

S.K.: Exatamente como faz Cy.

Bob: Oh, meu Deus, você está certo. Estou espantado. Eu tenho a imagem de que eu estou entupido aqui dentro na minha garganta e no meu peito, como se eu estivesse em uma gaiola.

S.K.: Quando você afrouxa (Passo Três) o que acontece? (Passo Quatro) *Bob:* Quando sinto alguma coisa subindo, corro e invento de fazer alguma coisa. Quando eu agora aperte, puxei para dentro, comprimi o rosto e o soltei, sabia que quero gritar: "Leve-me a sério, quero me conectar com você." "Para conseguir essa ligação, eu vou estar sempre interessado por tudo o que você me disser."

S.K.: Estar interessado é a maneira como você se sente conectado e em contato com ele. É o modo como você e ele criam um vínculo pai-filho. Você é o "bom pai", ele é você criança. Sua rigidez e a rigidez dele empatizam, se harmonizam, ressoam. Vocês têm um vínculo de estruturas e necessidades semelhantes. No entanto você, Bob, tem uma forma adulta com uma criança dentro, enquanto Cy tem uma forma de criança congelada que deseja ser conectada ao outro, nunca se separar. Isto o ameaça, porque você deseja ser levado a sério. Você não quer ser pai de uma criança que não quer crescer. Você queria que o seu próprio pai o ouvisse, para compartilhar com você, e para ajudá-lo a se separar de sua mãe.

Você não acha que Cy está te chantageando, dizendo: "Vou explodir, vou tomar ácido, ficar louco e ser irresponsável se você não cuidar de mim" ou "Eu nunca abrirei mão da minha necessidade de estar vinculado à minha mãe"?

Bob: Sim! Eu também queria amar meu pai, me vincular a ele. Ele era tão perfeito que me forçava a voltar para minha mãe.

S.K.: Penso que Cy deseja se vincular umbilicalmente, descansar dentro de você e crescer como um feto. Ele quer fazer parte, não dar nem compartilhar. Você deseja estar conectado compartilhando seu *self* masculino e estando no mundo do seu pai.

Bob: Temo esse lugar sem estrutura. Eu me retraio quando lembro como minha mãe sempre queria que eu cuidasse dela. Isso me deixa com muita raiva, mas agora sinto raiva porque meu pai não me permitia ficar perto dele.

S.K.: Como você pode se separar do pedido de seu pai para não ficar perto dele, sua resposta de se refrear e sua afirmação: "Eu tentei ouvi-lo, não funcionou, ele me rejeitou?"

Bob: Quando desfaço minha rigidez e meu afastamento, sinto um impulso de emprestar. A frase associada a isto é: "Saia daqui." Mas eu nunca sigo essa frase, porque me assusta não ter tido um pai receptivo. Mas imagino que, num certo nível, estou rejeitando o pedido de Cy exatamente como meu pai rejeitou o meu. Em outro nível, estou tentando ser levado a sério.

S.K.: Você poderia parar de pedir a ele para levá-lo a sério. Você pensa que Cy deseja trabalhar para fazer uma vida, mas ele não quer. Você precisa mostrar a ele como ele está constantemente desestruturando vínculos ou nunca permitindo que eles se formem. Como você vai desmanchar sua necessidade de ser levado a sério? Talvez, quando você reorganizar sua

156

atitude de interesse pelo outro e aceitar sua própria pulsação interna, você não seja mais seduzido pelas pulsações que lhe lembram a sua mãe e o medo do seu pai. Então você poderá ser mais realista a respeito dos pedidos dele e ajudá-lo a ver que seu paciente grita pedindo forma. Talvez, se você afastar a história dele e rejeitar sua atitude desestruturadora, isso o empurre para dentro de si mesmo e ele comece a estabelecer autocontenção e vínculos cooperativos. Para fazer isto é preciso mais do que compartilhar pensamentos e *insights*; são necessárias ações, gestos e posturas para organizar seu comportamento.

Essa situação se parece com um vínculo adulto boca-seio descrito como emoção *versus* racionalidade, ou como o impulso de Cy em direção à individualidade *versus* sua vida comunitária. Bob tem medo da tendência de Cy para desmanchar os limites de sua estrutura pessoal e social. Ele não vê o seu componente destrutivo. Cy quer desfazer sua forma adulta e ser carregado, implantado, colocado dentro do outro. O medo de Bob é a sua reação ao seu próprio choro, ele quer evitar isso. Cy quer se vincular no Passo Quatro, incubação. Ele quer viver num estado indiferenciado. É exatamente como um embrião. A atitude de Bob é levá-lo a aceitar organização, Passo Dois, estrutura e realismo. Bob tem de insistir para que Cy trabalhe no seu problema e forme um adulto que é diferente da injunção de ser um, deixar Cy ser um menino com seu pai, um menino que quer formar um adulto.

O que Bob tem de desfazer dentro dele mesmo é o seu desejo de um pai que o ouça. Ao diminuir sua própria rigidez, o menino que busca ser ouvido, ele pode formar um vínculo em que ele se torne um pai e deixe o menino de Cy crescer.

Bob: Então eu tento fazer com que seja um adulto sem considerar que ele é incapaz disso, a menos que mude sua forma de contato comigo. Ele tem uma conexão, mas deve aprender a lidar com separações, exigências e rejeição, e deve dar suporte a esses valores por meio da ação.

S.K.: Sim. Cy pode desejar transformar um menino num adulto, se vincular a você eventualmente como um adulto homem. Por temer isso, desenvolve raiva e destrutividade. Vejo Cy como estando no Passo Quatro, não no Passo Três. Ele oscila entre destruir a forma adulta, Passo Três, onde há um mínimo de estrutura, e o voltar para o mundo da mãe ou o útero, Passo Quatro, o prazer da pulsação sem inibição, recebida sem esforço. Cy evita a forma masculina, os valores masculinos, a cooperação masculina.

Bob: Sim, acredito que Cy tenha pouca estrutura e isso me amedronta, me assusta. Eu preciso de estrutura, minha garganta apertada, minha necessidade de ouvir. Adoro a racionalidade de Cy e formo uma conivência com ela. Relaciono ordem e estrutura com racionalidade, mas nosso vínculo não está baseado nisso, está baseado em levar a sério um ao outro.

S.K.: Mas a sua necessidade de ordem forma um vínculo masculino. Desorganizar sua própria estrutura amedronta você. No entanto, você tem de deixar Cy organizar forma, mesmo que isso o torne ansioso e deprimido. Talvez ele possa formar um trabalho de vínculo cooperativo com você, se você rejeitar sua postura de vítima e sua própria necessidade de ser ouvido.

Este caso ensina algo a respeito do vínculo entre homens, o modo como um cliente se vincula a um terapeuta como uma "boa mamãe" mas está, na verdade, procurando um "bom papai." A rigidez dos dois, terapeuta e cliente, serve para evitar suas dores com relação aos seus pais rejeitadores. A rigidez de Bob diz: "Posso agüentar, posso controlar meu choro." A dureza de Cy diz: "Recuso-me a deixar entrar homens ou mulheres dentro de mim." A rigidez de Cy transforma anseio em rebeldia, raiva e desestruturação. A rigidez espástica serve para evitar o companheirismo masculino ou o vínculo masculino. Bob não é tão rígido quanto Cy, ele pode aceitar o outro, ele pode ser responsivo, enquanto Cy tem horror à receptividade. Bob forma o vínculo sendo grande, se identificando com o menino em Cy. Este torna-se pequeno e transforma o terapeuta homem em mulher, alguém responsivo e receptivo. Se Bob puder desestruturar seu medo quanto à perda de controle, ele então poderá se vincular a Cy de uma maneira masculina, ajudá-lo a aceitar sua própria masculinidade e ensiná-lo sobre o mundo masculino da cooperação.

Esse caso ilustra, além do mais, que vínculo envolve conexão com membros do próprio sexo e, igualmente, com membros do sexo oposto, pois sem isso, se faz escolhas que cortam um dos lados, a pessoa se funde em vez de se conectar, se separa em vez de se distanciar. A oscilação entre pólos de similaridade e oposição é a essência da individualidade.

Este caso também ensina algo sobre psicoterapia. A psicoterapia está interessada em decifrar um enigma ou ter uma ação apenas diagnóstica e reparadora? Terapia somática é mistério, investigação, ver como as coisas são organizadas. Um terapeuta ajuda a formar vínculos para que o cliente aprenda a respeito de seus próprios padrões somáticos. O núcleo da terapia somática é a organização do como um cliente se apresenta a si mesmo e, igualmente, a resposta do terapeuta. O conhecimento do processo de vínculo, a experiência concreta de sua própria expressão emocional, muscular e a do cliente conduz ao *insight* terapêutico, bem como ao modo como o cliente se vincula a você e como ele permite que você se vincule a ele e como, juntos, vocês podem formar uma variedade de novos vínculos.

QUINTA CONFERÊNCIA

Como foi apresentado nestas conferências, a transferência tem múltiplas dimensões:

* A transferência é *vínculo* — o modo como cliente e terapeuta estabelecem uma relação baseada em graus de proximidade e distância que cada um deseja.
* A transferência envolve uma seqüência do desenvolvimento:
  - umbilical;
  - boca-seio;
  - genital;
  - de corpo para corpo.
* A transferência pode ser entendida como qual camada do *self* — pré-pessoal, pessoal, pós-pessoal — busca contato, conexão ou controle.
* A transferência envolve distorções do *continuum* pulsatório — como estruturas rígidas, densas, inchadas e colapsadas buscam se relacionar com o terapeuta.
* Os Cinco Passos são o instrumento para desorganizar e reorganizar a relação de vínculo.

Transferência e contratransferência referem-se a vínculos emocionais distorcidos pela necessidade do cliente de fazer com que o terapeuta seja o que ele quer, ou vice-versa; por exemplo, um cliente quer que seu terapeuta seja cooperativo ou resistente. Para ocorrer o vínculo ou a conexão emocional, é necessário que aconteça toda uma sinfonia de eventos somático-emocionais. Por exemplo, um cliente fala de uma maneira particular, postura a si mesmo de modo a que seu coração bata mais rápido, ou seu cérebro comece a associar o terapeuta com memórias e imagens de acontecidos passados. O cliente é inundado por velhos e novos sentimentos e busca respostas do seu terapeuta que se adequem à sua necessidade de ser desamparado, raivoso ou amoroso. Assim, o vínculo envolve uma organização somática do *self*, que pode ser consciente, ou não, para o cliente ou o terapeuta.

Como terapeuta, você responde aos sinais emocionais e musculares do seu cliente com a sua própria organização. Você lisonjeia, se torna passivo, se endurece para atacar, e suaviza para seduzir, se eleva acima dele com indiferença ou é seduzido a cuidar dele, porque os sinais dele pedindo ajuda mobilizam sua necessidade de ser pai ou autoridade. Posturas somáticas têm um papel tão importante quanto palavras, explicações e interpretações. Pois é por intermédio dessas organizações somático-emocionais que o cliente aprende aceitação e novas maneiras de organizar comportamento. Aceitação é mais do que palavras ou ações, é o estado do terapeuta recebendo o cliente. Muitas vezes, uma autoridade nos diz como gosta de nós ou quer ser nosso amigo, entretanto experimentamos rejeição. Quando os outros falam e agem de modo diferente da experiência que temos deles, ficamos confusos.

A comunicação de estados somático-emocionais entre terapeuta e cliente é uma díade organizada buscando ora perpetuar a si mesma, ora organizar uma outra forma. O sistema nervoso maduro do adulto é o professor para a criança. Mas o adulto organiza mais do que comportamento parental para uma criança. O que é organizado é uma relação individual que continua se formando e crescendo por toda uma vida. Da mesma maneira, o vínculo terapêutico deve, supostamente, organizar uma relação que seja capaz de muitos níveis de experiência, da experiência pré-pessoal de unidade para a conexão separada, individualizada, da comunhão entre sexos.

As atitudes somático-emocionais do cliente e as respostas do terapeuta são o centro do vínculo. São o que organiza a transferência e a contratransferência. Indiferença, distanciamento, objetividade formam um tipo de relação. Responsividade ao comportamento do cliente forma outro. Se atuamos nossas respostas no cliente, forma-se uma outra resposta, mais perigosa.

Essa compreensão é até mais significativa quando o terapeuta usa os métodos somático-emocionais — tocar, fazer exercícios corporais específicos ou envolver os clientes em exercícios somático-imaginativos. Ao provocar estados somáticos básicos enquanto permanece arredio ou não responsivo, um terapeuta cria o mesmo estado que existia na infância do cliente, crianças excitadas e pais não receptivos, ou crianças excitadas e pais excessivamente receptivos. A responsividade organiza um estado para o cliente que dá nascimento à sua maneira particular de fazer coisas, ao modo como ele organiza uma forma que faz dele um indivíduo enquanto se relaciona com os outros.

A questão principal em qualquer transferência é que o cliente deseja organizar e formar uma relação de acordo com seus próprios princípios de diferenciação. Cada um de nós busca fazer as coisas da nossa própria maneira. Paradoxalmente, também ansiamos por sermos cooperativos, por sermos parte de uma família, por pertencer. Muitas formas de terapia ajudam o cliente dando-lhe um sentimento de pertença, mas essas abordagens podem comprometer a própria maneira de fazer as coisas do cliente. Outras terapias sugerem que a autonomia do cliente é obtida abrindo mão da conexão com os outros. Entretanto, separação é diferente de solidão, individualidade é diferente de individualismo. Cada pessoa precisa de separação. Queremos nos relacionar de uma maneira diferenciada, não apartada, nem fundida.

O vínculo terapêutico é um processo em constante mutação, com muitos estágios de iniciação e testes para ambos, terapeuta e cliente. Cada estágio do processo de restabelecer o crescimento emocional começa a organizar o próximo estágio, até que se estabeleça uma forma de relação na qual a profundidade do contato e a comunicação permitam tanto a separação como a satisfação. Ainda mais importante, essa relação estabelece uma intimidade do cliente com o seu próprio processo de organização somático-emocional, que o cliente pode então aplicar a outros aspectos de sua vida. Transferência e contratransferência não curam apenas reorganizando mágoas do passado e inadequações de contato, mas estabelecem um processo de individuação e liberdade pessoal que podem formar a vida de um cliente.

Vínculo envolve uma organização complexa. Para criar um vínculo, um cliente deve estruturar seu comportamento. Pulsação, sentimento, excitação e sensação precisam ser organizados e projetados, junto com uma expectativa do passado. A resposta que o cliente recebe é então introjetada ou rejeitada. O vínculo, portanto, envolve não somente sentimentos e imagens mas padrões somático-musculares, o que é da maior importância. A organização plena disso é o que deve ser compreendido.

Lembro-me de um cliente falando de sua mãe (Passo Um), enquanto comprimia os braços ao lado do corpo, como que para controlar a si mesmo (Passo Dois). Era essa compressão que mantinha a ligação entre ser cuidado e humilhação. Foi minha percepção dessa constrição somáticomuscular que me alertou para seu dilema emocional com respeito a amor e vergonha, um padrão desconhecido que ele vivia permanentemente sem o saber. As ações nas quais ele se engajou (Passo Dois) exageravam e intensificavam, por exemplo: "Olhe como você comprime a si mesmo, faça outra vez e mais outra", elas ajudavam o cliente a conhecer tanto sua ação como sua história. Neste sentido, ele aprendeu o que fazia (Passos Três e Quatro) e ganhou um instrumento para desfazê-lo.

A capacidade de desorganizar o que foi organizado é a chave para resolver a transferência. Quando o padrão é desorganizado, dissolvem-se

161

velhas introjeções, a identidade de outra pessoa que estruturamos como nós mesmos. No final da desorganização há um lugar em que a resposta emocional está livre do passado pessoal, da busca de amor, da vitalidade do desejo. O cliente entra num estado incondicional, no qual ele encontra novas maneiras de conhecer o seu passado e estar no presente. Se um cliente fracassar na desorganização de parte do seu comportamento prejudicial, ele tenderá não a se re-formar nem reorganizar seus padrões, mas repeti-los até que se exaurem. A repetição ocorre porque o cliente não se reorganiza fora do medo ou da ignorância. Ele pode não ter contato com o mundo externo, que lhe permite praticar um novo comportamento e, assim, ele permanece nos velhos caminhos e repete sua dor.

O vínculo como sistema

A terapia somático-emocional é um sistema de interação entre um pólo estável, o terapeuta, e um pólo instável, o cliente, um pólo organizado e um pólo desorganizado. É função do pólo mais estável e organizado prestar assistência ao pólo menos estável. O terapeuta é um organizador para o cliente, assim como um organismo imaturo precisa de uma estrutura adulta para ajudar a organizar a si mesmo na condição adulta.

A transferência ativa um sistema de vínculos, uma série de relações interativas, envolvendo diferentes papéis e formas. O vínculo uterino está baseado na fusão, o terapeuta e o cliente se tornam um só. O papel do terapeuta é ser o útero, o incubador, enquanto o cliente assume o papel do embrião, a estrutura que recebe sem limites. O vínculo boca-seio está baseado na fome e na demanda. Terapeuta e cliente são separados, entretanto sua relação é exclusiva, como a mãe e o seu bebê. O papel do terapeuta é ser o outro de que o cliente precisa, uma fonte de alimento, enquanto o cliente assume o papel da fome e da necessidade. No vínculo genital-a-genital, terapeuta e cliente estabelecem uma conexão íntima e próxima. O terapeuta aceita e socializa as projeções genitais do cliente e ajuda a transferi-las para o mundo exterior. Em vista disso, o terapeuta aceita o papel de objeto de amor, amigo íntimo fantasiado, irmão ou irmã. Com o vínculo de corpo-a-corpo, a relação se torna a de um membro da família, um amigo e um par. O terapeuta age como um irmão mais velho, uma irmã maior, uma tia ou um professor. Para o cliente, o terapeuta está dentro e fora, íntimo e distante, estável e mutante, alguém em que ele se encerra, mas de quem se separa. O terapeuta representa todas essas camadas de vínculo.

O objetivo desse sistema é tanto o crescimento quanto a individuação. Todos os embriões, fetos e crianças pequenas buscam seu próximo nível de desenvolvimento. São empurrados para isso internamente, mesmo que sejam empurrados pelos pais mais velhos, mais crescidos, e pela sociedade. Os pais são o pólo que atrai a criança para o crescimento, exatamente como a criança aprofunda o adulto evocando o passado dos pais. Os pais, então, revivem sua própria experiência ou corrigem as mágoas e erros que encontraram no seu crescimento. Na terapia, de modo semelhante, um terapeuta age como o pólo que atrai o cliente para a individuação, desde que reconheça e aceite as diferentes situações de vínculo como parte do processo de crescimento.

À medida que o cliente se projeta no terapeuta e provoca respostas, um processo de ressonância se estabelece. Esse é um processo pulsatório, em que as ondas de expansão e contração somático-emocionais, projeções e introjeções organizam campos de atividade celular em padrões de comportamento complexo. A auto-intimidade aumenta, assim como a intimidade com o outro. Os sentimentos profundos que dão sentido à vida vêm à tona, em busca de expressão ou contenção.

A situação de transferência e contratransferência organiza experiência numa forma que representa aquelas experiências dos níveis celulares, emocionais, psicológicos e somáticos. O cliente re-experiencia com seu terapeuta a formação do seu corpo pessoal, sentimentos, memórias e aventuras. A terapia reconstitui um processo de desenvolvimento inibido ou que hibernou. Cliente e terapeuta encontram-se e acionam um padrão de interação, de cabeça para cabeça, de linguagem para linguagem, de barriga para barriga, de coração para coração. Trocam-se pulsações de necessidade e expectativa, desejo e resposta. O terapeuta recebe as projeções do cliente, se vincula apropriadamente e organiza os *insights*, sentimentos, pensamentos e posturas somáticas que o cliente introjeta para formar sua própria identidade.

Padrões de ação: o ingrediente-chave

A criação do vínculo ocorre não apenas falando-se sobre as necessidades e desapontamentos do cliente, analisando seus sonhos e fantasias, revivendo seus sentimentos primitivos ou papel dentro da família de origem mas, primariamente, por meio das posturas e expressões somáticas que o cliente e o terapeuta assumem ou são incapazes de assumir. Por exemplo, buscar, estar por conta do próprio *self*, afastar o outro, os movimentos involuntários de chorar e sugar. Essas posturas buscam conexão e resposta do terapeuta.

---

* Traduzido no Brasil pela Summus, em 1996, com o título *O corpo diz sua mente.*

No trabalho somático-emocional, os padrões de resposta organísmicos precedem os sentimentos e as intuições. Em *Your Body Speaks Its Mind*, Centre Press, 1975,* eu discuto o papel das atitudes, o processo formativo, e mostro que o estado latente do organismo já é um padrão de ação, uma série de padrões inatos, neurológicos, emocionais, musculares, de agarrar, sugar, buscar, atacar, se retrair, que são evocados sempre que uma situação o exige.

No trabalho somático, a transferência se refere, especificamente, às posturas musculares, emocionais, atitudinais, tanto por parte do cliente quanto do terapeuta, à medida que eles estabelecem uma conexão que reflete uma dor passada ou partes desconhecidas deles mesmos. Transferência é ação de busca do cliente de uma maneira específica. De modo semelhante, a disponibilidade do terapeuta para responder ao cliente é um padrão de ação, quer o terapeuta esteja atento a isso ou não. Por exemplo, um terapeuta acredita que responde com empatia, percepção ou intuição quando, de fato, sua primeira resposta é o padrão neuromuscular ora de receber, ora de evitar. Sobre determinado cliente, ele diz: "Quando estou com ele fico com o pescoço duro", ou "Tenho certas associações", ou "Fico ansioso", e analisa isso como "resistência" ao cliente. Na verdade, ele pode estar resistindo aos seus próprios padrões ou respostas somáticas, suas reações ao desconhecido, ou ao estar sendo excitado. Mais importante ainda, a resistência do terapeuta pode ser a sua incapacidade para responder ou suspender a resposta, para se aproximar ou se retrair. Sem perceber, ele enrijece as pernas, os braços e as mãos, suscitando padrões de prontidão para correr e o sentimento: "Preciso sair daqui."

No trabalho somático, a resposta somática e emocional do terapeuta é o que é central. O processo somático se foca na resposta organísmica de vínculo, com seus pensamentos, sentimentos e imagens associados. À medida que o terapeuta não está atento a suas respostas neurais, emocionais, musculares, ele tende a projetá-las como aquilo que está acontecendo com o cliente. Ele acusa o cliente de se segurar, de ser invasivo ou resistente. Ao mesmo tempo, ele provavelmente não está atento às suas próprias tentativas de invadir o cliente. Um terapeuta pode prender a respiração, suspender sua ação e suavizar os músculos do seu abdômen para ser responsivo. Um cliente dependente adota uma postura de olhar para cima e assume uma postura que o faz menor. O terapeuta pode desejar ser uma autoridade receptiva, mas sua postura somática e emocional é coluna enrijecida, lábios cerrados, esnobismo, e ele envia a mensagem: "Eu não o aceito, não sou receptivo a você, fique longe." Além do mais, ele pode ter pouca percepção de que esta é a sua postura.

Portanto, a necessidade de se vincular ou reestruturar vínculos obsoletos é tudo de que fala a terapia somática. E as posturas atitudinais somático-emocionais são a mensagem real do que está indo e vindo. O cliente quer se vincular de uma maneira que percebe apenas vagamente, enquanto espera-se que o terapeuta responda com a sua própria *awareness* somática àquilo que o cliente está dizendo e ao modo como ele responde instintivamente. O cliente pode desejar se vincular corpo-a corpo, mas o terapeuta está tão identificado com o seu papel como ajudador que não pode desestruturá-lo e ser aquele que acompanha o cliente ou permite a si mesmo ser ouvinte, enquanto o cliente experimenta padrões de dominação.

Espelhamento somático

A atitude corporal e o estado do cliente espelham seu sentimento interior e sua experiência. O cliente apresenta a si mesmo em camadas cada vez mais profundas, aqui estou como alguém que retém, como alguém que trabalha arduamente etc. Ele espera que o terapeuta o veja e reflita de volta quem ele é. O terapeuta assim faz por meio dos seus próprios processos somáticos, que espelham suas respostas internas. Ele cerra os maxilares ou prende a respiração. Felizmente, ele está atento ao modo como responde muscular e emocionalmente, e sabe que faz projeções e o que são suas respostas às projeções do cliente. O terapeuta comunica ao cliente sua receptividade ou distância por sua postura somático-emocional.

O espelhamento de posturas somático-emocionais é um processo de projeção-introjeção. O cliente transfere ou projeta a si mesmo no terapeuta para conhecer-se. "Preciso de um pai, assumo a postura de um filho com relação a uma autoridade masculina. Torno-me queixoso, obediente, rebelde, desafiador. Novamente, sinto o vínculo pai-filho." A resposta do terapeuta espelha quer o pai autoritário, uma postura rígida, ou o pai receptivo, uma postura mais suave. O cliente pode então se vincular diferentemente com outros homens.

Esse processo de espelhamento é somático. Não é por meio de palavras ou emoções que um estado é transmitido, mas pelo peito erguido ou suavizado, a barriga dura ou macia, os maxilares e olhos tensos ou relaxados. A praticidade da imagem espelhada é que ela capacita o terapeuta a sentir o vínculo que o cliente busca por meio da postura que o cliente adota. O terapeuta pode então dirigir a atenção do cliente para a sua postura somática, o que pode estar significando, e ajudar o cliente a aprender sua própria linguagem interna. Finalmente, a imagem espelhada capacita o terapeuta a descobrir suas próprias respostas, e que tipo de vínculo ele busca.

A terapia somático-emocional lida com uma estado organizado, somático, generalizado — rígido, denso, inchado, fraco — que se expressa nas múltiplas imagens que cria. O estado é primeiro uma experiência internalizada que, então, se torna uma expressão externalizada, buscando um vínculo e uma resposta do outro. Por exemplo, no vínculo uterino, um cliente sente uma peça faltando na sua organização interna, e externaliza isso numa atitude motora, buscando no terapeuta um útero que o envolva. A ação do cliente tenta provocar uma resposta específica do terapeuta. A resposta que recebe é devolvida ao cliente à luz do vínculo que ele procura formar, quer saiba disso ou não. O terapeuta, desatento à sua resposta somática, acredita que sua imagem de si mesmo é aquilo a que o cliente está respondendo. Mas é entre as posturas e expressões somático-emocionais implícitas tanto por parte do cliente quanto do terapeuta que se encontra o diálogo básico. É este aspecto da terapia somática que a diferencia da terapia mais tradicional, em que a transferência é considerada como sentimentos, emoções, fantasias e imagens. A terapia somática analisa posturas corporais e expressões atitudinais como os espelhos verdadeiros do sentimento e da necessidade. A terapia somática vê a interação de posturas e gestos somático-emocionais por parte do terapeuta e do cliente como aquilo que estabelece o vínculo ou o sistema em processo entre ambos. Além do mais, a *awareness* e a capacidade de desorganizar e reorganizar essas expressões somáticas o principal trabalho da terapia somática.

O vínculo do amar e ser amado

A transferência é um processo emocional que busca formar conexão com o outro. Está enraizado em ondas profundas e vigorosas de necessidade, associadas a sentimentos de urgência e gratificação. O impulso de projetar no outro nossas esperanças de satisfação e amor representa a continuação da nossa existência, crescimento e individuação. Sem esse impulso, um indivíduo morreria, ficaria vazio, truncado de crescer ou privado de ser plenamente humano.

Portanto, a ordem e a lógica da transferência podem apenas ser entendidas emocionalmente. A transferência envolve a busca de amor. Transferência é a projeção de necessidades emocionais, pertencer a, ser querido, ser cuidado, ser protegido, ser recebido, ser objeto de interesse, receber, ser íntimo de. As projeções do cliente são seus pseudópodos para vincular, elas buscam uma resposta. O tipo de resposta que sua projeção recebe determina o destino de sua necessidade.

A transferência negativa, igualmente, envolve um desejo de conexão emocional. A transferência negativa é um vínculo distorcido, no qual um cliente afirma sua independência, mascara sua dependência ou afasta o terapeuta, confundindo-o com alguém do passado. Na transferência negativa, um cliente tenta estabelecer um vínculo de amor po meio de uma máscara que nega esse vínculo.

A contratransferência, no seu sentido mais amplo, é a resposta às projeções do cliente. A resposta somático-emocional do terapeuta forma o outro lado da necessidade do cliente de ser cuidado. Portanto, é perigoso para um terapeuta atuar sua parte inconsciente ou não vivida. A transferência é um esforço do cliente de abrir seu coração e assumir o risco de amar de novo. Ela carrega consigo a esperança de ser íntimo. Significa aventurar-se, colocar em outro o que não pode ser aceito pelo *self* e, finalmente, tomar de volta e retornar para o *self* o que foi projetado. Exatamente como ansiamos sermos parte, sermos cuidados, receber, assim aprendemos, pela transferência, a permitir que sejamos recebidos. Exatamente como queremos ser recebidos, aprendemos a dar, a internalizar o outro. Exatamente como ansiamos por sermos separados, permitimos ao outro se separar. Exatamente como aprendemos a corporificar nossa experiência, aprendemos a corporificar o outro.

Os estágios da transferência e do vínculo estão ligados ao nosso desenvolvimento emocional. O estado de amar, pertencer, ser parte de, pode ser ligado ao vínculo umbilical. Querer, pedir, unir-se é uma parte do estágio boca-seio. Desejar, tomar, ser tomado, estar junto e, depois, separado, depois reconciliado com o outro, são as qualidades associadas com a fase genital. Ser íntimo de si mesmo e do outro, amar é a marca da fase corpo-a-corpo. O que é projetado é o *self*, e a quem se responde é o *self* do outro, o *self* se estende a si mesmo e cria um estado com o outro, para revelar-se para si mesmo.

Se os padrões emocionais e musculares do cliente ou do terapeuta estiverem fixados, eles permanecerão presos em padrões particulares, por exemplo, espasticidade nos órgãos de digestão, um cérebro pouco desenvolvido, ou músculos de sucção pouco desenvolvidos, padrões de se pedurar ou agressivamente agarrar, empurrar ou puxar. Todos esses padrões podem ser vividos compulsivamente nas posturas musculares de dominação, ataque ou submissão.

O *continuum* do vínculo começa como receber e termina como dar. Este *continuum* vai de tomar a dar, de projetar o *self* a receber as projeções do outro num *continuum* sem fim de dar e tomar, amor e amar, que está a serviço do crescimento do outro e do próprio *self*. A transferência começa com a necessidade de ser amado tendo suas necessidades satisfeitas, e evolui projetando a necessidade de amar. Embora tenha sido dito que o amor do terapeuta cura, é igualmente verdade que o amor do cliente, projetado no terapeuta e introjetado de volta para ele mesmo, é o meio por meio do qual o cliente cura a si mesmo e, talvez, cure até o terapeuta.

167

Pós-escrito

Vinculação somática ensina:
Receptividade: como ser emocionalmente conectado ao outro mantendo-se em contato consigo mesmo.
Como conectar-se com o outro que é semelhante ou oposto.
Como desfazer conexões emocionais e separar-se outro.
Como criar vínculos que são flexíveis e personalizados.
Mais do que tudo, vincular-se ensina que alguns vínculos são involuntários, determinados, destinados, imprevisíveis.
Outros são involuntários, escolhidos, passíveis de serem influenciados.
Alguns vínculos são criados e mantidos, enquanto outros não o são, e cada um de nós tem de aprender a viver com essa verdade.

Center For Energetic Studies

O *Center For Energetic Studies* em Berkeley, Califórnia, sob a direção de Stanley Keleman, busca estruturar uma abordagem contemplativa moderna do autoconhecimento e do viver, no qual o próprio processo subjetivo dá nascimento a um conjunto de valores que, então, guiam toda a vida da pessoa. Os valores atuais estão cada vez mais divorciados dos nossos processos mais profundos, e a experiência corporal não foi entendida e foi relegada a um segundo lugar.

A realidade somática é uma realidade emocional muito maior do que os padrões genéticos inatos de comportamento. A realidade emocional e a realidade biológica são idênticas, e não podem ser separadas ou distinguidas. O solo biológico também significa gênero, as respostas masculinas e femininas inatas à vida humana, a identidade sexual com a qual nascemos. A realidade somática está no próprio centro da existência, é a fonte dos nossos sentimentos religiosos mais profundos e das nossas percepções psicológicas.

Os cursos e programas no *Center* oferecem uma prática psicofísica que traz ao primeiro plano as maneiras básicas com que uma pessoa aprende. A questão-chave é como usamos a nós mesmos — aprendendo a linguagem de como as vísceras e o cérebro usam os músculos para criar comportamento. Esses cursos ensinam o aspecto somático essencial de todos os papéis e dramatizam as possibilidades de ação para aprofundar o sentido de conexão com os muitos mundos de que todos nós participamos.

OUTROS LIVROS DE STANLEY KELEMAN

ANATOMIA EMOCIONAL
Uma profunda reflexão sobre as conexões entre a anatomia e os sentimentos, a forma do corpo e as emoções. Keleman mergulha aqui numa área na qual foi um dos pioneiros: o estudo da relação existente entre a realidade corporal e os aspectos emocionais, psicológicos, sexuais e imaginativos da experiência humana. Este livro, em formato 21 X 28 cm, constitui uma obra de referência fundamental para os que desejam se aprofundar nos conceitos e nos métodos desenvolvidos por Keleman. **Ref. 379**

CORPORIFICANDO A EXPERIÊNCIA — Construindo uma vida pessoal
Para Keleman, as pessoas não podem mudar a sua mente sem mudar o seu corpo: o *insight* psicológico é importante, mas não gera, em si, mudanças suficientes. Emoções, sentimentos e pensamentos têm padrões corporais organizados. Novos comportamentos resultam da separação dos antigos processos e criação de novos padrões. Este livro constitui um guia sistemático para este processo de desorganização dos diversos níveis da experiência. **Ref. 482**

O CORPO DIZ SUA MENTE
Escrito em 1974, este é o primeiro livro de Keleman. Trata-se de um trabalho polêmico e contemporâneo sobre como entender a linguagem do corpo e a natureza da experiência corporal. Com a paixão de uma visão recém-formada, Keleman já afirma o seu conceito-chave, o Princípio Formativo: a vida se formando em si mesma com a solidificação da experiência subjetiva, a corporificação na forma que a pessoa constrói através do seu viver. **Ref: 566**

PADRÕES DE DISTRESSE — Agressões emocionais e forma humana
Este livro analisa as reações humanas aos desafios e agressões — choques, traumas, abusos, negligências — e como estas experiências e sentimentos dolorosos, passados ou presentes, são incorporados e alteram a estrutura das pessoas. Os estados mentais e emocionais possuem uma base anatômica e apresentam reflexos psicossomáticos. Através da análise de casos, Keleman propõe exercícios para dissolver tensões profundas e reorganizar a ordem interior. **Ref. 389**

REALIDADE SOMÁTICA — Experiência corporal e verdade emocional
Abordagem original sobre conceitos referentes à vida do corpo. Keleman propõe aqui uma ética que realce a família e a cultura, evocando a visão de uma existência corporal capaz de satisfazer nossos anseios mais profundos em nível pessoal, emocional, afetivo e social. **Ref. 390**

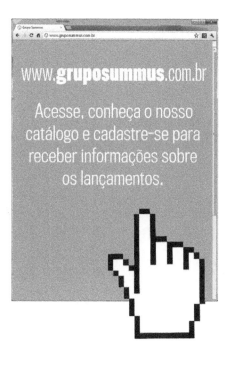

www.gruposummus.com.br